Das Wissen der Kräuterhexen

Susanne-Lilian Grüning

Das Wissen der Kräuterhexen

Die wirksamsten Kräuter- & Heilrezepte

Weltbild

Inhalt

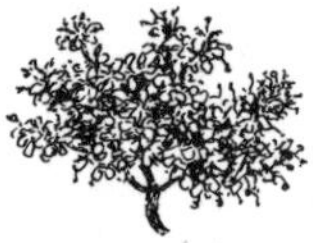

6 Für Leib und Seele

8 Die Geschichte der Kräuterkunde

8 Kräuter – seit Jahrtausenden geschätzt
10 Kräutermythen und Kräuterwissen alter Kulturen
14 Die alte Kräuterkultur
18 Kräuter im Mittelalter
33 Auf dem Weg in die Neuzeit
36 Pharmazie kontra Kräutermedizin

40 Der Kräutergarten

40 Kräuterporträts
40 Der Kräuteranbau
52 Kräuter richtig ernten
58 Die richtige Aufbewahrung und Konservierung
65 Achtung Giftpflanzen!

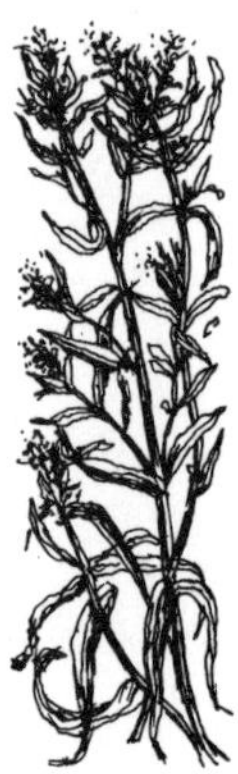

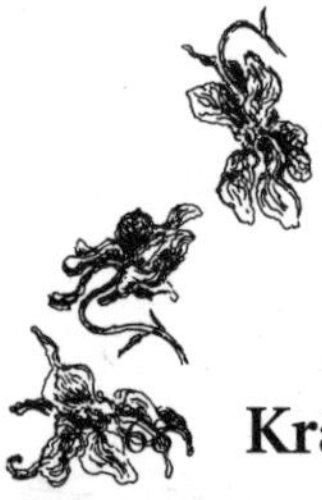

68 Kräuter in der Küche

68 Die Kunst des Würzen
94 Kochen und Backen mit Kräutern
94 Vorspeisen
100 Suppen
108 Eingelegtes, Mariniertes
112 Salate

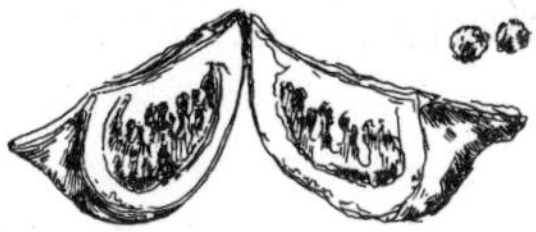

116 Hauptgerichte
128 Beilagen
134 Kleine, feine Spezialitäten
140 Heiße und kalte Getränke
146 Süße Köstlichkeiten
154 Pikante Backwaren

158 **Kräuter in der Naturheilkunde**
158 Pflanzliche Wirkstoffe
163 Zubereitung und Anwendung von Kräuterarzneien
170 Sanfte Hilfe aus der Natur
191 Kräuterheilkunde für Tiere

194 **Kräuter im Haushalt**
194 Kräutermittel gegen Schädlinge
200 Kräuter zur Wäsche- und Möbelpflege
204 Potpourris und Kräuterduftkissen
214 Kräuter-Kosmetik

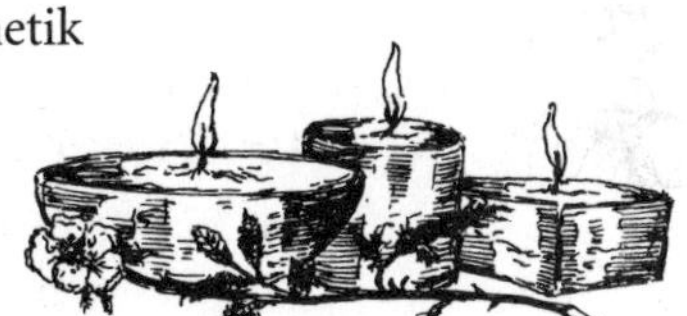

218 Über dieses Buch
219 Verzeichnis aller Pflanzen
220 Verzeichnis aller Rezepte
222 Allgemeines Verzeichnis

Für Leib und Seele

Wer Kräuter und Gewürze wiederentdeckt, entdeckt gleichzeitig auch ein Stück Kulturgut, das unverwechselbar zu unserer Geschichte gehört. Entsprechend den zur Verfügung stehenden Pflanzen entwickelten sich in den verschiedenen Regionen und Ländern eigene Esskulturen, die zur Tradition wurden. Heute wissen wir, dass die Würze aus dem Garten und von der Wiese nicht nur für den Geschmack wichtig war, sondern die Speisen auch bekömmlicher machte und aktive Gesundheitsvorsorge bedeutete.

Viel vom alten Kräuterwissen ist in Vergessenheit geraten. Mühsam werden in aufwändigen Verfahren die einzelnen Wirkstoffe der Kräuter und Gewürze untersucht und getestet. Die Wissenschaft macht dabei erstaunliche Entdeckungen. Vielen Pflanzen, die traditionell bei bestimmten Krankheiten verwendet werden, wird auf diese Weise ihre Wirksamkeit bestätigt. Und sie haben längst einen Platz in den Arztpraxen erobert. Häufig bringen sie Linderung oder sogar Heilung ohne starke Nebenwirkungen, vorausgesetzt, sie werden genau nach Anweisung eingenommen.

Sinnliche Welt der Kräuter

Doch nicht nur als Medizin oder Gewürz vermögen Pflanzen dem Menschen Nutzen zu bringen, sie sprechen vielmehr alle Sinne an. Was gibt es Schöneres, als im Sommer im Garten zu sitzen, die herrliche Blütenpracht zu betrachten, mit der Hand durch Thymian- und Lavendelbüsche zu streichen und den betörenden Duft ganz tief in sich aufzunehmen? Geruch ist der am stärksten mit der Erinnerung verbundene Sinn: Einmal schnuppern genügt, und Sie fühlen sich zurückversetzt in Ihre Kindheit, reisen im Geist zu Ihren schönsten Urlaubsorten, erleben verloren geglaubte Momente noch einmal oder haben mitten im Sommer das Gefühl, dass Weihnachten ist. Allein der Duft von Kräutern reicht schon aus, um Wohlbefinden zu vermitteln. Die Aromatherapie macht sich dies zu Nutze: Mit ihr können Sie sich alle Düfte der Welt nach Hause holen.

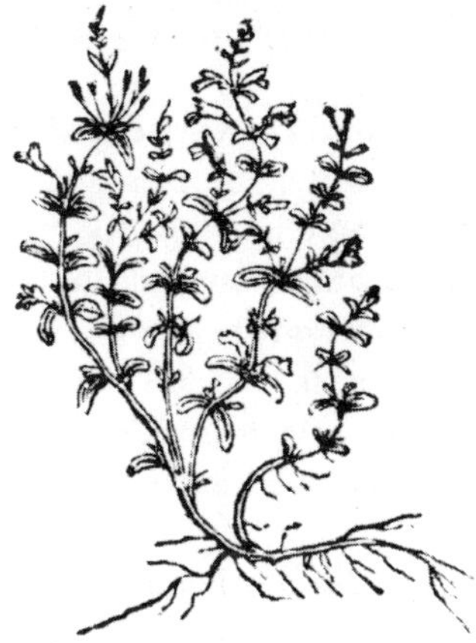

Thymian

Kräuter erleben zurzeit einen Boom. Keine Zeitschrift, kein Fernsehmagazin, das nicht das neueste Heilkraut anpreist, exotische Gerichte vorkocht oder die besten Aromatherapien vorstellt. Kräuter werden zum Trend erhoben und zu Stars gemacht: In welcher Küche fehlen heute noch Basilikum, Oregano und Kräuter der Provence? Wer etwas auf sich hält, verwendet beim Würzen nicht nur Pfeffer und Salz, sondern greift zu frischem oder getrocknetem Kraut, um der Speise die letzte Raffinesse und das gewisse Etwas zu geben. Das dies nicht immer nur exotische Zutaten sein müssen, wollen wir Ihnen mit diesem Buch beweisen: Im eigenen Garten, auf Wiesen, an Bachläufen und Waldrändern ruht ein wahrer Schatz, der von Ihnen entdeckt werden möchte. Wer einmal mit Kräutern in der Küche experimentiert hat, wird nicht mehr auf sie verzichten wollen und entdecken, dass Essen nicht nur ein Grundbedürfnis ist, sondern glücklich machen kann.

Unkraut?

Kräuter verdienen es nicht, im Garten als »Un«-Kraut beschimpft zu werden: Kräuter sind ein Labsal für Körper und Seele.

Die Geschichte der Kräuterkunde

Vom Allheilmittel bis zum Werkzeug teuflischer Dämonen wurden Kräuter- und Gewürzpflanzen im Laufe der Menschheitsgeschichte viele positive und auch negative Eigenschaften angedichtet. Meist verbirgt sich hinter den oft abenteuerlichen Geschichten nicht ganz zu Unrecht ein Fünkchen Wahrheit.

Kräuter – seit Jahrtausenden geschätzt

Jahrtausendelang hat der Mensch die Kräfte der Natur zu nutzen gewusst, sei es als Medizin, Rauschmittel, Kosmetika oder Gewürz. Die Behandlung von Krankheiten ging oft einher mit Beschwörungsformeln, mystisch anmutenden Ritualen und dem Rufen guter sowie der Vertreibung böser Geister. Viele Naturvölker betreiben diese Rituale auch heute noch.
Aber je mehr die Bindung zur Natur verloren ging, desto mehr büßten wir auch das Wissen um die Anwendung der Heilkräuter ein. Das gipfelte in der Zeit vom Mittelalter bis ins ausgehende 18. Jahrhundert darin, dass viele Kräuterkundige, meist Frauen, verdächtigt wurden, mit dem Teufel im Bunde zu sein, und dies mit Verfolgung und dem Tod auf dem Scheiterhaufen bezahlen mussten. Mit dem Siegeszug der Naturwissenschaften geriet die Anwendung natürlicher Heilmittel in Vergessenheit.

Gottesgabe

Schon im Alten Testament heißt es: »Der Herr lässt die Arznei aus der Erde wachsen, und ein Vernünftiger verschmäht sie nicht.«

Verlorenes Wissen?

Doch spätestens seit dem Ende des 19. Jahrhunderts besinnen sich immer mehr Menschen wieder auf natürliche Behandlungsweisen und eignen sich nun mühsam das alte Wissen an, das der Menschheit früher sozusagen mit in die Wiege gelegt wurde. Naturmittel sind wieder in. Heute investiert die Pharmaindustrie Millionen, um Pflanzen und ihre Wirkstoffe zu erforschen. So werden z. B. systematisch die tropischen Regenwälder durchsucht, deren Pflanzenwelt erst zu etwa zehn Prozent bekannt ist. Man hofft, dort Mittel gegen die Krankheiten der modernen Zivilisation zu entdecken. Ein Wettlauf gegen die Zeit. Denn der Regenwald büßt jedes Jahr über fünf Millionen Hektar seiner Fläche ein und niemand weiß, welche Wirkstoffe uns schon für immer verloren gegangen sind.

Eins mit der Natur

Vermutlich haben sich die Menschen schon seit den frühesten Anfängen ihrer Existenz die Kräfte der Natur zu Nutze gemacht und bei Beschwerden ganz gezielt Heilpflanzen zu sich genommen. Gefestigt wird diese Vermutung durch die Erforschung der wenigen noch existierenden Naturvölker. Ihre enge Verbundenheit mit der Natur führt uns unsere eigene Vergangenheit vor Augen. Erde, Pflanzen und Steine sind für diese Menschen keine leblose Materie. Sie leben (noch) in Einklang mit der Natur und wissen diese auch für sich zu nutzen – ohne sie aus dem Gleichgewicht zu bringen. Es werden immer nur so viele Pflanzen gesammelt, dass der Gesamtbestand nicht gefährdet ist. Kräutersude, Blätterbrei oder die puren Pflanzen sind wichtige Bestandteile ihrer Medizin. Selbst die zum täglichen Kochen verwendeten Pflanzen haben oft gesundheitliche Vorteile.

Durch Aufzeichnungen und archäologische Funde wissen wir heute, dass Heilpflanzen in den alten Hochkulturen überall auf der Welt eine wichtige Rolle gespielt haben. So beruht z. B. ein großer Teil der traditionellen chinesischen Medizin auf jahrtausendealten Kenntnissen von hilfreichen Pflanzen. Auch bei den Inkas, den Ägyptern, den Griechen und den Römern gehörte die Verwendung von Kräutern zum Alltag: Speisen wurden mit ihnen verfeinert, Kosmetika hergestellt und Mensch, aber auch Tier damit geheilt. Die ersten schriftlichen Aufzeichnungen über die Verwendung von Kräutern finden sich in einem chinesischen Heilpflanzenbuch aus dem Jahre 3700 v. Chr.

Schon gewusst?

Instinktiv fressen viele Tiere bei Beschwerden die passenden Heilkräuter. Zum Teil mag dieses Verhalten von einer Generation an die nächste weitergegeben worden sein, zum anderen beruht es sicherlich auf eigenen Erfahrungen. Haben z. B. Gorillas eine offene Wunde, kauen sie bestimmte Pflanzen und geben den Brei darauf. Stachelschweine in Tansania fressen eine bestimmte Art von Wurzeln, wenn sie Durchfall haben. Es wird vermutet, dass sich die Naturvölker die Anwendungsmöglichkeiten von Heilpflanzen bei Tieren abgeschaut haben.

Kräutermythen und Kräuterwissen alter Kulturen

Das Wissen um die Wirkung von Kräutern wurde in den Kulturen des Altertums mündlich und schriftlich an die nachfolgenden Generationen weitergegeben. Das meiste davon ist im Lauf der Jahrtausende in Vergessenheit geraten. In vielen uns heute be-

kannten Berichten mischt sich das Wissen der damaligen Zeit mit Übertreibungen und Legenden.
Schamanen, Medizinmänner, Druiden, weise Frauen und Hexen, all das sind heute mystisch klingende Bezeichnungen für Menschen, die eines gemeinsam hatten: Das Wissen um die nutzbringende Anwendung von Kräutern. Die Methoden, wie sie so manches Kräutlein an den Mann und die Frau gebracht haben, kommen uns heute seltsam vor – besonders, wenn Zaubersprüche und Beschwörungen mit im Spiel waren. Und gerade diese heilsversprechenden Formeln und Zeremonien waren wahrscheinlich mit dafür verantwortlich, dass viele der althergebrachten Heilpflanzen mit fantastischen Mythen und Geschichten in Verbindung gebracht wurden.

Die Alraune

Wohl die meisten und sicherlich auch die schauerlichsten Geschichten ranken sich um die Alraune – die Mandragora. Sie ist ein gutes Beispiel dafür, wie sich um eine Pflanze eine geheimnisvolle Aura entwickelte. Die Legenden über diese lebens- und gleichzeitig todbringende Pflanze haben sich bis in unsere Zeit gehalten und boten Stoff für zahlreiche Bücher und Filme.
Die Alraune, deren Wurzel mit viel Fantasie dem Körper eines Menschen ähnlich sieht, galt zeitweise als die mächtigste und gefährlichste aller Zauberpflanzen. Schon in den Kulturen der alten Ägypter und Perser war sie als Aphrodisiakum hoch geschätzt. Archäologen fanden sie als Grabbeigabe in den Pyramiden der Pharaonen von Ägypten. Auch in der Bibel ist sie beschrieben und der griechische Arzt Theophrast erklärte sie im vierten Jahrhundert v. Chr. zu einer ganz besonderen Pflanze, die sowohl in Liebesdingen wie auch als Schlafmittel eingesetzt werden kann.

Gefährliche Ernte

Standen in frühen Zeiten die medizinischen Wirkkräfte der Wurzel im Mittelpunkt, wurde sie in späteren Jahrhunderten mehr und mehr dämonisiert. Besonders geheimnisumwittert war die Ernte der Pflanze mit den menschlichen Zügen. Man glaubte, sie zöge sich zurück, sobald sich jemand an ihr zu schaffen mache. Viele »Kundige« rieten dringend davon ab, selbst Hand an die gefährliche Wurzel zu legen, da die Berührung mit Lebensgefahr verbunden sei. Um ohne Schaden in den Besitz der Alraune zu gelangen, gab es zahlreiche, heute skurril anmutende »Ernteanleitungen«. So konnte man z. B. die Pflanze durch Übergießen mit Urin oder Menstruationsblut überlisten. Eine andere Methode, an die begehrte Pflanze zu gelangen, war, sie bis auf ein Stück vorsichtig auszugraben und dann einen Hund an der Wurzel festzubinden. Sobald sich dieser entfernte, an der Wurzel zerrte und sie ausriss, würde sie einen todbringenden Schrei ausstoßen, aber »nur« den Hund damit treffen. Die Menschen nahmen all diese Mühen und Risiken auf sich, da die Alraune angeblich vermochte, Dämonen aus besessenen Menschen zu vertreiben.
Eine andere Geschichte erzählt, dass die Alraune ein Entwurf gewesen sei, den Gott von den Menschen gemacht, aber wieder verworfen hätte, als er Adam erschuf. Es wurde behauptet, die Zauberpflanze wachse nur am Fuße eines Galgens, wenn die Erde dort mit Urin oder Sperma eines unschuldig Erhängten in Kontakt gekommen sei.

Machtvolle Wurzel

Unerschwinglich teuer wurde die Alraune, als man ihr die Eigenschaft andichtete, ihren Besitzer unverwundbar, zu einem perfekten Kämpfer, frei von körperlichen Beschwerden, wohlhabend und unwiderstehlich in Liebesdingen zu machen. Dementsprechend sorgsam und aufwändig waren auch die Anweisungen

für ihre Behandlung und Aufbewahrung. Entscheidend war die richtige Lagerung sowie die passende »Ernährung« der Alraune. Eine Unzahl von faszinierenden und gleichzeitig absurden Mythen rankt sich um die Mandragora. Viele davon haben sich bis ins 18. Jahrhundert gehalten. Heinrich Heine (1797–1856) etwa hat sie in »Die romantische Schule« wie folgt verewigt:
»Diese Wurzel wächst unter dem Galgen, wo die zweideutigsten Tränen eines Gehenkten geflossen sind. Sie gab einen entsetzlichen Schrei, als die schöne Isabella sie dort um Mitternacht aus dem Boden gerissen. Sie sah aus wie ein Zwerg, nur dass sie weder Augen, Mund noch Ohren hatte. Das liebe Mädchen pflanzte ihr ins Gesicht zwei schwarze Wacholderkerne und eine rote Hagebutte, woraus Augen und Mund entstanden. Nachher streute sie dem Männlein auch ein bisschen Hirse auf den Kopf, welches als Haar, aber etwas struppig, in die Höhe wuchs. Sie wiegte das Missgeschöpf in ihren weißen Armen, wenn es wie ein Kind greinte; mit ihren holdseligen Rosenlippen küsste sie ihm das Hagebuttmaul ganz schief ...«

Muntermacher

Im Altertum glaubte man, sich vor Müdigkeit schützen zu können, indem man sich Beifuß ans Bein band.

Die Wegwarte

Märchenhaft sind auch die Geschichten um die Wegwarte, die von einer unglücklichen Liebe erzählen. So berichtet die Legende, dass eine edle Königstochter von ihrem Bräutigam verlassen wurde. Sie weinte Tag um Tag. Doch statt einen anderen Mann zu heiraten, wie ihr allseits geraten wurde, stellte sie sich an den Weg und wollte lieber zur Feldblume werden, als mit dem Weinen aufzuhören. Ihr ging es dabei immer schlechter, und Gott hatte schließlich Erbarmen mit ihr und verwandelte sie zu einer blauen Blume. Als solche steht sie noch heute am Wegrand, schaut von morgens bis abends in die Sonne und wird »Wegwarte«, »Sonnenwende« oder »Sonnenbraut« genannt. Abends lässt sie niedergeschlagen ihr Köpfchen hängen, denn der, auf den sie sehnlichst wartet, kommt nicht.

Das Johanniskraut

Sagenumwoben ist außerdem das gelbe Johanniskraut, dessen Geschichte eng mit dem Christentum verbunden ist. Zerreibt man die Blütenknospen des Johanniskrauts, färben sich die Finger rot. Der Legende nach soll dies das »Sankt Johannisblut« sein. Als Johannes dem Täufer auf Anweisung des Herodes der Kopf abgeschlagen wurde, tropfte das Blut des Gläubigen auf die Erde. Aus diesen Blutstropfen soll das Johanniskraut entsprungen sein. Auch seine fünf Blütenblätter haben der Erzählung nach eine bestimmte Bedeutung: Sie sollen sinnbildlich für die heiligen fünf Wunden Christi stehen, die er am Kreuze trug.

Die alte Kräuterkultur

Für Jahrhunderte, bis weit ins Mittelalter hinein, prägten die Überlieferungen der Kräuterkundigen des Altertums das Heilpflanzenwissen der Menschheit. Fehlen in manchen Bereichen diese Aufzeichnungen oder sind sie lückenhaft, so hilft oft die Archäologie weiter: Ausgrabungsfunde geben viele wichtige Hinweise über die damalige Lebensweise. Viele Kräuter bestimmten das alltägliche Leben. Unsere Reise in die Vergangenheit beginnt im Zweistromland, dem Land zwischen Euphrat und Tigris.

Ägypten und Zweistromland

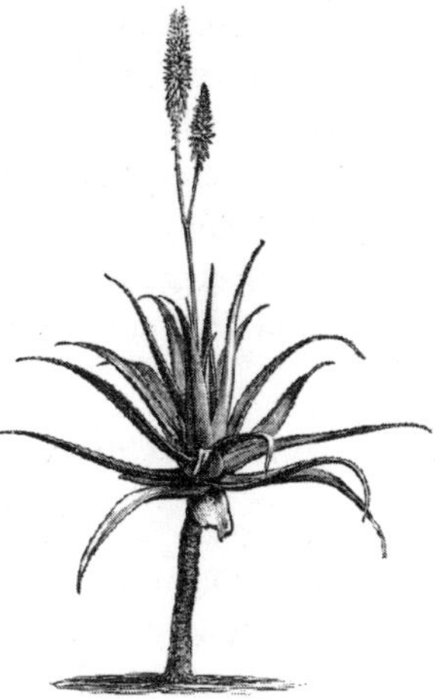
Aloe

Schon 1500 v. Chr. entsandten die Ägypter Expeditionen nach Syrien, um neue Heilkräuter zu erkunden. Die Geschichte der Kräuteranwendung im Zweistromland selbst ist noch viel älter. Auf dem »Papyrus Ebers« aus dem 16. Jahrhundert v. Chr. z. B. wird auf noch frühere Werke Bezug genommen. Es enthält fast 900 Heilanleitungen. Die mystische Alraune ist dort ebenso erwähnt wie der Olivenbaum oder etwa Hanf, Weihrauch, Aloe, Fenchel, Wacholder, Thymian und Henna.
Merkwürdig erscheint uns heute vielleicht auf den ersten Blick die Verwendung von schimmeligem Brot als Heilmittel. Dies ist aber gar nicht mehr so abwegig, wenn man bedenkt, dass ein Schimmelpilz dem britischen Bakteriologen Alexander Fleming den Weg zur zufälligen Entdeckung des Penicillins wies. Die medizinische Betreuung der Bevölkerung lag bei den Ägyptern in den Händen der Priesterkaste, die über ein großes Wissen auf diesem Gebiet verfügte.

Schwarzkümmel & Co.

Heilpflanzen wurden in Ägypten nicht nur bei Krankheiten, sondern auch schon zu deren Vorbeugung eingesetzt. Die beim Bau der ägyptischen Pyramiden eingesetzten Sklaven sollen jeden Tag eine Portion Zwiebeln bekommen haben, um so ihre Arbeitskraft zu erhalten. Noch heute wird die Zwiebel wegen ihrer wertvollen antiseptischen und stärkenden Inhaltsstoffe geschätzt.
Bei der Entdeckung des Grabes von Tutenchamun fanden Archäologen ein Fläschchen Schwarzkümmelöl. Es war wohl

besonders hochrangigen Würdenträgern vorbehalten. Die regulierende Wirkung des Schwarzkümmels ist heute wissenschaftlich erwiesen. Er wird in vielen blähungswidrigen, magenwirksamen und abführenden Medikamenten eingesetzt. Auch der in vielen modernen Präparaten enthaltene Knoblauch wurde schon in Ägypten geachtet. Ferner wurden Minze und Fenchel häufig als Heilpflanzen eingesetzt.

Im alten China

In China hat die Heilpflanzenkunde eine ebenso uralte Tradition. Im Jahr 2900 v. Chr. entstand dort ein monumentales Werk, in dem über 350 Arzneien beschrieben wurden. Große Tradition hat im chinesischen Kulturkreis Hanf (Canabis), der seit 4800 Jahren als Heilmittel verwendet wird. Rhabarber wurde bei den Chinesen als Abführmittel geschätzt, und bereits im Jahre 2500 v. Chr. gab es mit dem Öl der Chaulmoogra-Nüsse ein pflanzliches Mittel gegen Lepra im Anfangsstadium.

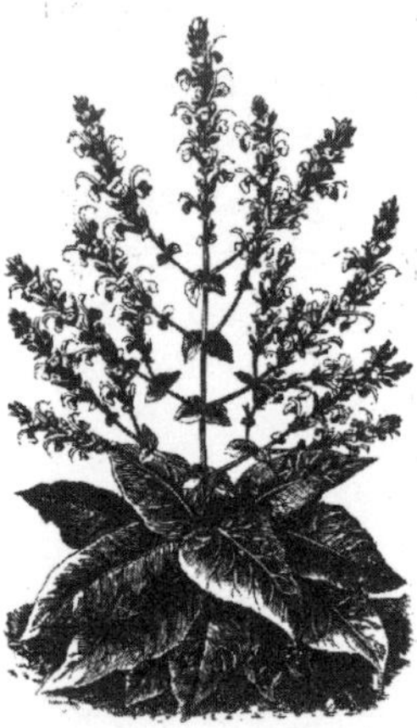
Salbei

Der von den Römern *herba sacra*, »Heiliges Kraut«, genannte Salbei wurde in China schon lange vor den Griechen und Römern wegen seiner vielfältigen Verwendbarkeit teuer gehandelt. Bei Tauschgeschäften wechselte eine Kiste Salbei erst gegen drei Kisten des besten schwarzen Tees ihren Besitzer.

Auch Knoblauch wurde in China schon vor 5000 Jahren angebaut und Fenchel als Heilmittel eingesetzt. Seit alters her hat er den Ruf, Langlebigkeit, Mut und Stärke zu verleihen.

Griechisches Kräuterwissen

Griechische Gelehrte und Mediziner nehmen in der Geschichte der Kräuter eine herausragende Stellung ein. Im fünften Jahrhundert v. Chr. lebte der berühmte griechische Arzt Hippokrates. Welche der ihm zugeschriebenen Abhandlungen wirklich aus seiner eigenen Feder stammen, ist heute umstritten. Trotzdem geben seine Schriften einen unverfälschten Einblick in den Kenntnisstand der damaligen Medizin. Nach Meinung des Hippokrates steht die Ernährung im Mittelpunkt der menschlichen Gesundheit. Deshalb griff er bei Krankheiten überwiegend auf Heilkräuter zurück.

Auch der Grieche Aristoteles (384–322 v. Chr.) beschäftigte sich mit der Heilkunde. Er war ein begnadeter Forscher, der es sich zur Aufgabe machte, alle zu seiner Zeit bekannten Pflanzen in einer Sammlung zusammenzutragen. Im selben Jahrhundert lebte Diokles, dessen Schriften bis ins Mittelalter hinein Grundlage vieler Bücher über Kräuter waren. Der griechische Arzt Pedianos Dioskorides (um 50 n. Chr.), der eines der bedeutendsten antiken Standardwerke über pflanzliche und tierische Heilmittel verfasste, bediente sich ebenfalls der Aufzeichnungen des Diokles. In seiner fünfbändigen Sammlung »De materia medica« hat Dioskorides etwa 700 Heilpflanzen ausführlich mit deren Wirkungsweise beschrieben.

Sieg und Liebe

Die Griechen verwendeten Majoran zur Stärkung der Liebeskraft. Lorbeer, der uns heute noch als Kopfkranz des legendären Cäsars in Erinnerung ist, galt ihnen als heilig und war dem Gott Apollo geweiht. Lorbeer sollte die Gabe des Hellsehens begünstigen. Die Sieger bei den Pythischen Spielen zu Delphi wurden damit bekränzt.

Kräuterkundige im alten Rom

Fast gleichzeitig mit dem Griechen Dioskorides, der den Arztberuf in Rom ausübte, verfasste auch der Römer Cajus Plinius Secundus sein 37 Bände umfassendes Werk »Naturalis historia« über Heilpflanzen. Dass die Texte den Arbeiten des griechischen Kollegen sehr ähneln, darf nicht verwundern, da wohl beide die Schriften des Diokles als Grundlage ihrer Kräuterbeschreibungen heranzogen.
Der im kleinasiatischen Pergamon geborene Arzt und Philosoph Claudius Galenus, genannt Galen, lebte im zweiten Jahrhundert n. Chr. Auch seine Lehre bezog sich auf altes Kräuterwissen. Er überarbeitete die alten Bücher jedoch und brachte sie durch eigene Erkenntnisse auf den neuesten Stand. Seine Schriften waren bis zum Ende des Mittelalters Grundlage der Medizin.
Im alten Rom haben sich die Gladiatoren vor den Kämpfen mit Öl aus den Früchten des Dills eingerieben, damit ihnen nichts Böses widerfährt. Das Eisenkraut war bei den Römern der Göttin Venus geweiht und wurde als Aphrodisiakum hoch geschätzt. Doch es wurde auch als Mittel gegen Ödeme, Entzündungen und Geschwüre eingesetzt. Oregano wurde unter anderen benutzt, um sich unliebsame Ameisen vom Leib zu halten. Salat, eine beliebte Therapiepflanze, diente als Schlafmittel. Neuere Untersuchungen haben nachgewiesen, dass der Milchsaft, den viele Salatsorten enthalten, eine müde machende Wirkung hat.

Kräuter im Mittelalter

Klöster hatten bei der Bewahrung des antiken Kräuterwissens eine zentrale Bedeutung. Ohne die zahllosen ungenannten Mönche, die alte Bücher kopierten und sie dadurch der Nachwelt erhielten, wären die alten Kenntnisse um die Heilpflanzen wohl verloren gegangen. Doch nicht nur beim Erhalt der schriftlichen Aufzeichnungen spielten sie eine wichtige Rolle, genauso wichtig war ihre Bedeutung für die praktische Anwendung des Wissens.

Mönche als Kräuterkundige

Wegbereiter der Klostermedizin war Benedikt von Nursia, der 529 n. Chr. in Montecassino ein Kloster gründete. Eine zentrale Rolle im Klosterleben dort nahm die Sorge und die Pflege von Kranken ein, waren es Ordensbrüder, Arme oder Fremde.
Der Benediktiner Cassiodor gründete um 550 n. Chr. in Italien das Kloster Vivarium, in dem die Mönche in der Heilkunst unterrichtet wurden. Er wies seine Schüler an, die Wirkkräfte der Heilkräuter zu lernen und Werke von Medizinern und Philosophen zu studieren, darunter auch die von Hippokrates, Dioskorides und Galen. Er konzentrierte sich bei seinen Unterweisungen jedoch nicht nur auf Heilkräuter, denn: »... wird doch jener heilen, der das Leben ohne Ende gewährt.«

Der Karlsgarten

Am Ausgang des frühen Mittelalters verfügte Kaiser Karl der Große (742–814) für sein Reich, dass an allen Kloster- und Domschulen die Lehrinhalte der Cassiodor-Akademie gelehrt werden sollten und erließ 812 die »Capitulare de villis«, in der das Klosterleben geregelt wurde. Darin festgelegt waren beispielsweise auch die anzubauenden Obst-, Gemüse- und vor allem Kräutersorten. Aus der umfangreichen Liste des Kaisers konnten die Ordensbrüder die für ihre Zwecke wichtigen Heilkräuter auswählen. Darunter waren beliebte Heilpflanzen wie Anis, Eibisch, Kerbel, Knoblauch, Minze, Ringelblume, Sadebaum, Schwarzkümmel und das Tausendgüldenkraut.

Die in unseren Breiten heimischen Kräuter wurden durch viele neue ergänzt, die die Ordensbrüder von ihren ausgedehnten Reisen mitbrachten. Zahlreiche der im »Karlsgarten« angebauten Kräuter wurden nicht nur für eine bestimmte Anwendung eingesetzt, sondern dienten gleichzeitig mehreren Zwecken. So sollten Minze und Kümmel würzen und heilen. Die Früchte des Kräutergartens konnten Speise sein und Krankheiten lindern, wie die Zwiebel, oder konnten als Gewürz dienen und gleichzeitig Lebensmittel konservieren, wie der Dill.

Blitzableiter

Eine besondere Verwendung war dem Hauswurz zugedacht: Er wurde gemäß der »Capitulare« auf Hausdächern angepflanzt. Man glaubte, der Hauswurz, auch Donnerbart oder Donnerwurz genannt, könne das Haus vor Blitzeinschlägen schützen.

Mittelalterliche Kräuterbücher

Gegen fast jedes Zipperlein schien ein Kraut gewachsen, vom Schnupfen über Knochenbrüche bis hin zu Geschwüren. Durch das Studium der Medizinbücher der Antike und die eigenen Kenntnisse hatten die Mönche ein enormes Wissen um die Kraft der Pflanzen. So wundert es nicht, dass zur Behandlung von Krankheiten Heilkräuter meist die erste Wahl waren.

Ihr Wissen zeichneten die Ordensmänner in so genannten »Herbarien« auf. Dies waren Bücher, die die Ansprüche, Wirkweise, Anwendungsarten und das Aussehen von Pflanzen festhielten. Auch die Herstellung von Medikamenten wurde darin in Rezepten niedergeschrieben. Einziges Problem der unterschiedlichen Herbarien: Es gab noch keine einheitlichen Bezeichnungen, und so konnte es vorkommen, dass unter dem selben Namen zwei ganz verschiedene Pflanzen beschrieben wurden.

Medizinische Hochschulen

1130 wurde den Ordensangehörigen im Konzil von Clermont die Ausübung der ärztlichen Tätigkeit untersagt. Medizin wurde nun scholastisch, das heißt, sie wurde ab diesem Zeitpunkt an außerklösterlichen, medizinischen Hochschulen gelehrt. Bereits 1231 erließ Friedrich II. eine einheitliche Regelung dieser medizinischen Ausbildung. Neben dem Studium der Logik, dem anatomischen, chirurgischen und praktischen Unterricht umfasste die Ausbildung ein mehrjähriges Studium der Schriften von Hippokrates und Galen.

Mündliche Überlieferungen

Natürlich spielten Gewürz- und Heilkräuter im Mittelalter auch außerhalb der Klostermauern eine bedeutende Rolle. Doch Bauern, die den größten Teil der Bevölkerung der damaligen Zeit ausmachten, waren des Schreibens unkundig und konnten deshalb keine Aufzeichnungen hinterlassen. Das Wissen der Kräuterfrauen, oft waren es Hebammen, wurde mündlich weitergegeben. In Zeiten der kirchlichen Hexenverfolgung, die im späten Mittelalter begann, wurde ihr Wissen mystifiziert und tabuisiert – es war gefährlich, sich im Mittelalter außerhalb der Klöster mit den Wirkweisen der Pflanzen auszukennen und dies auch noch kund zu tun. Fehlende Aufzeichnungen und religiöser »Übereifer« sind die Hauptgründe, warum uns dieses alte Wissen weitgehend verloren gegangen ist. Dadurch bleiben der heutigen Generation wichtige Aspekte der volkskundlichen Medizin und damit auch ein wichtiges Kulturgut wohl für immer verborgen. Die spärlichen Fakten, die uns von der damaligen Zeit überliefert sind, sind darüber hinaus sehr genau auf Wahrheitsgehalt und Legendenbildung zu überprüfen.

Das geheime Wissen der »Kräuterhexen«

Die so genannten Kräuterhexen im Mittelalter waren Frauen – oft Hebammen –, die sich gut mit Kräutern und deren Wirkweise auskannten. Ihr althergebrachtes Wissen stammte oft noch aus der Zeit der Kelten und Germanen und hat sich durch mündliche Überlieferung über Jahrhunderte gehalten. In diesen alten Kulturen wie auch noch im Mittelalter war der Glaube an Magie und Zauberei weit verbreitet. Magie an sich war zu dieser Zeit nichts Negatives, wenn sie zum Nutzen der Menschen eingesetzt wurde. Angst hatten die Menschen vor dem Schadenszauber, der auch mit hohen Strafen belegt war.

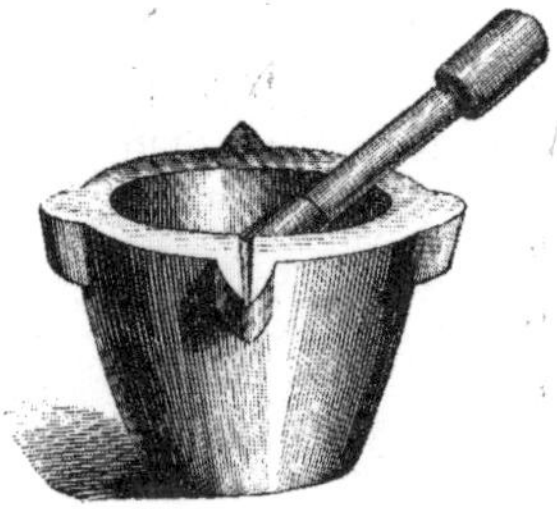

Mörser

Kräuterfrauen wendeten sowohl heilkräftige Pflanzen als auch Rituale und Beschwörungsformeln an. Sie lebten keineswegs, wie in Märchen oft beschrieben, einsam im Wald, sondern hatten ihren festen Platz in der Dorfgemeinschaft. Trotzdem war vielen Menschen in Gegenwart dieser »weisen Frauen« mulmig zu Mute, denn sie befürchteten, wer Krankheiten vertreiben könne, vermöge diese auch herbeizurufen. Dass diese Befürchtung durchaus nicht unbegründet war, ist heute längst wissenschaftlich untermauert. Bei den meisten Heilmitteln kommt es auf die Dosis an: Zu wenig kann wirkungslos bleiben, zu viel kann schaden bis hin zum Tod.

Zaunreiterinnen

Die Bezeichnung »Hexe« kam im 15. Jahrhundert auf und leitet sich vermutlich von »Hagazussa« ab, was im Althochdeutschen so viel wie »Weiblicher Zaungeist/Heckengeist« bedeutet. Auch der oberdeutsche Begriff »Zunrite«, die »Zaunreiterin«, zeigt ei-

nen Zusammenhang zwischen Frauen und der Hecke oder dem Zaun. Es gibt verschiedene Deutungen dieser Wortherkunft. Früher wurden Hecken nicht nur als Grenzen zwischen zwei Grundstücken, sondern auch als Trennungen zwischen zwei Welten gesehen, und die Hexen – so glaubte man – vermochten es, zwischen diesen Welten zu wandern, was wiederum auf die Zauberkräfte der Kräuterfrauen hinweist.
Beschwörungsformeln bei der Verabreichung von Heilmitteln entsprachen dem damaligen Glauben an die Magie. Viele der Kräuterfrauen besaßen wohl auch die Gabe des »Sehens«, die in fast allen alten Kulturen beschrieben wird. Bei Naturvölkern gibt es heute noch Stammesmitglieder, die mit den Ahnen in Verbindungen treten, und selbst in unserer modernen Zivilisation gibt es immer wieder Zeitgenossen mit den »zweiten Gesicht«, die behaupten, telepathische oder seherische Fähigkeiten zu besitzen. In jedem Fall entsprachen die Kräuterfrauen nicht dem, was wir heute mit dem Begriff »Hexe« verbinden. Weder ritten sie auf einem Besen durch die Lüfte, noch waren sie mit dem Teufel im Bunde.

Frauenheilkunde

Zentrales Anliegen der Medizin der Kräuterfrauen war die Anwendung von Heilpflanzen zum Nutzen ihrer Mitmenschen. Sie sammelten die Pflanzen in den Wiesen und Wäldern, bauten sie also keineswegs in einem »Hexengarten« an. Als Hebammen besaßen sie ein besonders unfangreiches Wissen über den weiblichen Körper.
Mittel zur Vorbereitung und Erleichterung der Geburt, zur Linderung von Menstruationsbeschwerden, zur Verhütung bis hin zur Abtreibung waren ihnen bekannt. Letztere war wohl einer der Gründe, warum gerade auf diese Frauen das spezielle Augenmerk der Kirche bei den Hexenverfolgungen gelegt wurde.

Eine ihrer wichtigsten »Frauenpflanzen« war der Frauenmantel, der auch von Hildegard von Bingen als Verhütungsmittel beschrieben wird. Die Mistel wurde bei stillenden Müttern eingesetzt, und der Bärlapp galt damals als Mittel zur Regulierung der Menstruation.

Natürlich wurden manchen Pflanzen auch magische Zauberkräfte nachgesagt, wie anders ließe sich damals, ohne das Wissen um die Abläufe im menschlichen Körper, die Besserung nach Einnahme der Mittel erklären. Dass dabei eine reichliche Portion Aberglaube mitgespielt hat, war zeitgemäß. So gab es Liebestränke, Mittel für die Austreibung von bösen Geistern und auch den einen oder anderen Schadenszauber (der eigentlich verboten war). Die Eberraute sollte z. B. davor schützen, verhext und von üblen Geistern heimgesucht zu werden. Wurde die Wurzel an die Haustür genagelt, sollte sogar der Teufel das Weite suchen. Engelwurz, der auch bei der Pest als Heilmittel Verwendung fand, war ein wirksames Mittel gegen Zauberei; Hauswurz und Beifuß sollten vor Hitzschlag schützen.

Kräuterärzte und Laienmedizin

Die Ärzte der Antike und des Mittelalters waren immer auch Kräuterärzte, denn sie benutzten Heilpflanzen zur Behandlung von Krankheiten. Heute kennen wir nur noch die Namen derjenigen, die bedeutende Bücher über Pflanzenheilkunde verfasst haben.

Als »Fürst der Ärzte« wurde der Araber Ibn Sina (980–1037) berühmt, bekannt auch unter dem Namen »Avicenna«. Sein Werk war bis ins 15. Jahrhundert das Standardwerk über Medizin und eine wertvolle Anleitung für die Ärzte der nachfolgenden Zeit. Er beschrieb darin auch zahlreiche indische und arabische Kräuter. In der von Männern dominierten Welt der berühmten Kräuterkundigen von der Antike bis in die Neuzeit konnte sich nur eine Frau einreihen: Die Äbtissin Hildegard von Bingen (1098–1179), auf deren Heilpflanzenwissen wir weiter unten noch zurückkommen werden (→ Seite 27).

Walafried Strabo

Im Mittelalter waren es im europäischen Raum bis ins 12. Jahrhundert hinein vor allem Ordensleute, die Medizin studierten und als Ärzte wirkten. Der deutsche Walafried Strabo (808–849) ist einer der großen Gelehrten des Mittelalters, der sich durch seine Kenntnis der Heilpflanzen, aber auch durch seine Gedichte auszeichnete. In seinem Werk »Hortulus« beschreibt er 23 Arznei- und Nutzpflanzen, ihre Pflege und ihre Wirksamkeit in blumigen Worten und mit viel Sinn für deren Schönheit. Über den Fenchel schreibt er etwa:

»Fenchel lockere, so sagt man, die Blähung des Magens und fördere lösend alsbald den zaudernden Gang der lange verstopften Verdauung. Ferner vertreibt die Wurzel des Fenchels, vermischt mit Wein, Trank des Leneabus, und so genossen, den keuchenden Husten.«

Albertus Magnus

Auch Albertus Magnus (1193–1280) lag die Darstellung der Heilkräfte des Pflanzenreichs zum Wohle der Menschen am Herzen. Wegen seiner umfassenden Bildung wurde er sogar »Doktor universalis« genannt. Er war Graf von Bollstädt, Dominikanermönch und später Bischof von Regensburg.

Kräuterkunde

Der spanische Arzt Arnoldus de Villanova (1240–1311) verwendete Sonnentau gegen Lungenleiden und Epilepsie.

Paracelsus

Heute noch berühmt ist der Arzt Paracelsus (1493–1541), der an der Wende vom Mittelalter zur Neuzeit lebte. Er gebrauchte bereits chemische Präparate und war der Begründer der Signaturenlehre. Nach seiner Meinung konnte man aus der Form oder Farbe der Heilpflanzen schließen, für welchen Teil des Körpers sie eingesetzt werden konnten: Herzförmige Blätter wurden bei Herzleiden verwendet, die runzelige und in ihrer Form einem Gehirn ähnliche Walnuss sollte bei der Behandlung von Geisteskrankheiten hilfreiche Dienste leisten. Obwohl seine Lehre in manchen Fällen zutraf, fanden sich mindestens genauso viele Gegenbeispiele. Seine Theorie stellte sich später als ein Irrweg der Medizin heraus.

Wundärzte und Bader

Neben den angesehenen Ärzten aus zumeist gutem Hause gab es im Mittelalter eine Reihe weiterer »Berufszweige«, die sich mit der Behandlung von Krankheiten beschäftigten. So war es damals üblich, dass sich die Reichen von einem studierten Arzt behandeln ließen, die weniger Betuchten aber Hilfe bei Wundärzten, Badern, Hebammen, Barbieren, Schmieden und sogar Henkern suchten oder eben eine der bereits erwähnten Kräuterfrauen befragten.

Viele dieser »Heilkundigen« besaßen überraschend gute medizinische Kenntnisse, vielleicht, weil sie in der Regel direkt am Menschen selbst üben konnten, zumindest mehr als die zumeist theoretisch orientierten, studierten Mediziner. Allerdings tummelten sich unter diesen »Laienmedizinern« auch viele Scharlatane. Wie der Name schon vermuten lässt, hat die Bezeichnung Bader etwas mit Bädern zu tun. Bei ihm konnte man Bäder, auch Dampfbäder, nehmen. Die Berufsbezeichnung hat sich gehalten, auch als sich sein Betätigungsfeld veränderte. Später betrieben

Bader ein Ladengeschäft und boten darin verschiedene Dienstleistungen an, wie z. B. Haare schneiden, rasieren, aber auch die Versorgung von Wunden, Zähne ziehen, das Einrenken von Brüchen und Gelenken, das Schienen gebrochener Gliedmaßen sowie die Entfernung von Warzen, Hühneraugen und Geschwüren.

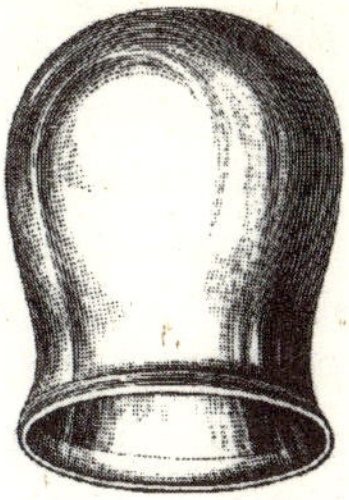

Schröpfkopf

Von Badern gern angewandte Behandlungsmethoden waren der Aderlass, Schröpfglocken und Einläufe. Wunden versorgten sie mit selbst hergestellten Salben und Tinkturen, die meist auf Kräutern basierten. Die Bader hatten seit dem Mittelalter eine eigene Zunftordnung und waren wichtiger Bestandteil der medizinischen Versorgung der Bevölkerung. Sie genossen große Achtung bei ihren Mitbürgern.

Hildegard von Bingen

Wenn Sie sich mit dem Thema Pflanzenheilkunde beschäftigen, werden Sie früher oder später auf den Namen »Hildegard von Bingen« oder »Die heilige Hildegard« stoßen. Zahllose Bücher beschäftigen sich mit der frommen Frau und so manches, oft obskure Kräuterprodukt wird mit dem Hinweis angepriesen, dass auch schon Hildegard dessen Anwendung empfahl. Doch wer war Hildegard von Bingen wirklich?
1098 wurde sie als jüngstes von zehn Geschwistern in Bermersheim geboren. Schon als Kind entdeckte sie ihre seherischen Fähigkeiten, bereits als 8-Jährige kam sie in ein Kloster bei Bingen, mit 16 Jahren wurde sie Nonne. 1147 gründete Hildegard das Benediktinerinnenkloster auf dem Rupertsberg bei Bingen, später noch ein zweites in Eibingen. 1179 starb sie als Äbtissin des Klosters Rupertsberg.

Die heilige Hildegard war eine der bedeutendsten Frauenpersönlichkeiten des Mittelalters, die sich als einzige Frau seit der Antike und bis in die Neuzeit hinein einen Namen in der von Männern dominierten Welt der Medizin machen konnte. Sie verfasste zahlreiche theologische Schriften, beschäftigte sich mit Kosmos und Mensch und verfügte über ein enormes naturwissenschaftliches Wissen. Ihre wichtigsten Arbeiten zur Naturheilkunde sind die »Physica« und die »Causae et curare«. Bei diesen wie bei anderen Werken wurde sie unterstützt durch den Mönch Volmar und die Schwester Richardis von Stade. Im Gegensatz zu ihren Medizinerkollegen verließ sich Hildegard nicht nur auf das Wissen der Antike, sondern ergänzte es durch eigene Erfahrungen, wie sie selbst anführt – auch aus ihren Visionen. Ihr ist es zu verdanken, dass viele heimische Kräuter wieder Aufnahme in die Heilpflanzenpraxis fanden.

Beispiele aus der »Physica« und »Causae et curare«

Da nur noch Abschriften von Hildegards Aufzeichnungen existieren und die Originale verloren gegangen sind, ist der letzte Beweis für die Echtheit ihrer Werke noch nicht erbracht: Das birgt Stoff für Zweifler und Kritiker. Deren Angriffe auf Hildegards Medizin werden auch dadurch genährt, dass im Namen dieser Vorreiterin der ganzheitlichen Medizin heute die unterschiedlichsten Produkte angeboten werden, die im Sinne der Rückbesinnung auf natürliche Heilmethoden an den Mann und die Frau gebracht werden sollen. Die Übertragung von Hildegards Empfehlungen in unsere Zeit ist aber schwierig, da zu ihrer Zeit keine einheitlichen Bezeichnungen für die Pflanzen gebräuchlich waren und ihre Rezepte deshalb oft schwer nachvollziehbar sind. Hier einige Beispiele:

Gegen dreitägiges Fieber »Und wer an dreitägigem Fieber leidet, der nehme Veilchen und zu dessen dritten Teil Wegerich und

Pfefferkraut, zweimal soviel wie Wegerich, und diese Kräutlein esse er häufig mit Essig oder gebratenem Salz.«

Gegen Husten »Hustet jemand auf der Brust so, dass er in ihr zuerst Schmerz empfindet, so nehme er Salbei und Liebstöckel zu gleichen Teilen, doppelt soviel Fenchel wie von beiden zusammen und lege dies so lange zusammen in guten Wein, bis dieser Wein den Geschmack davon angenommen hat, erwärme dann nach Entfernung der Kräuter den Wein und trinke ihn warm nach dem Essen, bis er wieder gesund wird.«

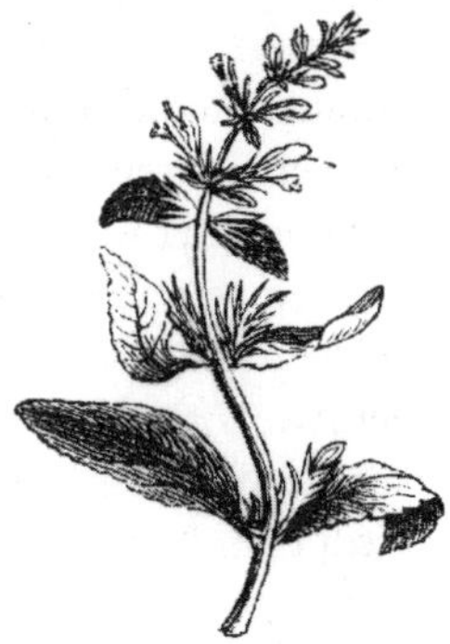
Salbei

Gegen Jähzorn »Und wer jähzornig ist, der nehme die Rose und weniger Salbei und zerreibe es zu Pulver. Und in jener Stunde, wenn ihm der Zorn aufsteigt, halte er es an seine Nase. Denn der Salbei tröstet, die Rose erfreut.«

Gegen zu starken Monatsfluss »Eine Frau, die an unzeitigem, starkem Monatsfluss regellos leidet, tauche ein leinenes Tuch in kaltes Wasser und mache damit wiederholt Umschläge auf die Oberschenkel, damit sie innerlich abgekühlt wird, weil infolge der Kälte des Leintuches und des kalten Wassers der unzeitige Monatsfluss zurückgehalten wird. Auch soll sie Sellerie in Wasser kochen und sich warm auf die Schenkel und den Nabel auflegen.«

Kochen mit Kräutern im Mittelalter

Die meisten Menschen im Mittelalter waren Bauern. Auf ihrem Speiseplan standen nur selten Fleisch und Fisch, schließlich hatte meist nur der Adel das Recht zur Jagd. Außerdem richtete man sich streng nach den kirchlich verordneten Fastentagen. Wurde

an den wenigen, dann noch übrigen Tagen Fleisch aufgetragen, langten die Menschen kräftig zu. Meist war das Fleisch nicht gekocht, sondern es wurde gepökelt gegessen – Fleisch durch Einsalzen haltbar zu machen, war damals die einzige Möglichkeit, es zu konservieren.
Was letztendlich gegessen wurde, bestimmten die Jahreszeiten und der Ernteerfolg. So wechselten sich magere Zeiten mit üppigen ab. Wenn es viel gab, wurde auch viel verspeist. Es wurde reichlich Getreide verzehrt, hinzu kamen Kohl, Hülsenfrüchte, Gemüse und Obst der Region. Exotische Gewürze wie Pfeffer, Ingwer, Safran waren wegen der hohen Preise dem Adel vorbehalten. Die heimischen Kräuter allerdings waren ein wichtiger Bestandteil der bäuerlichen Küche des Mittelalters. Und gespart wurde nicht an Kräutern und Gewürzen. Der Geschmack der damaligen Speisen dürfte uns heute sehr ungewohnt erscheinen. Begeben wir uns mit den folgenden Rezepten auf eine kleine Zeitreise, und kochen wir die Gerichte unserer Vorfahren nach.

Mittelalterliche Weißkohlsuppe

Zutaten für 4 Personen

1 kg Weißkohl
Je 1 Messerspitze Koriander, Zimt, Zucker, Safran
300 g Lauch (geputzt, in Röllchen geschnitten)
300 g Zwiebeln (gehackt)
1 l Hühnerbouillon
1 TL Salz

Zubereitung

1 Weißkohl achteln und den harten Strunk entfernen. Zusammen mit den Gewürzen, Lauch und Zwiebeln in der Brühe weichkochen.

2 Mit Salz abschmecken. Die Suppe sollte als letzter Gang serviert werden.

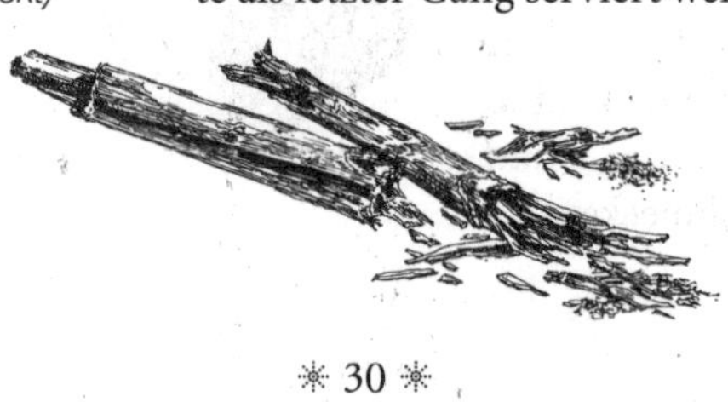

Gesottenes Fenchelhuhn

Zubereitung

1 Hühnerstücke bei starker Hitze im Schmalz anbraten. Wenn sie von allen Seiten braun sind, mit 500 Milliliter Wasser ablöschen, salzen und ca. 40 Minuten kochen. Hühnerteile warm stellen.

2 Kräuter waschen und mit den Mandeln im Mixer zerkleinern.

3 Mandel-Kräutermischung in die Brühe geben und einkochen, bis sie andickt. Soße durch ein Sieb streichen.

4 Die Geflügelteile auf einer Platte anrichten und mit der Soße überziehen. Mit einer Prise Quatre Épices überstreuen und servieren.

Zutaten für 4 Personen

1 Freilandhuhn, in 4 Stücke geschnitten, oder pro Person einen Hühnerschenkel
1 EL Schweineschmalz
Salz
1 Bund Fenchelgrün
1 Bund Petersilie
80 g ungeschälte Mandeln
1/3 TL Quatre Épices (gemahlener Pfeffer, Kümmel, Nelke, Zimt)

Säuerliche Linsensuppe

Zubereitung

1 Linsen über Nacht in Brühe einweichen. Am nächsten Tag mit den Rosinen und den Zwiebeln in der Brühe aufsetzen, gut durchkochen lassen.

2 Essig und gehackte Kräuter zufügen und anschließend mit Salz und Pfeffer abschmecken.

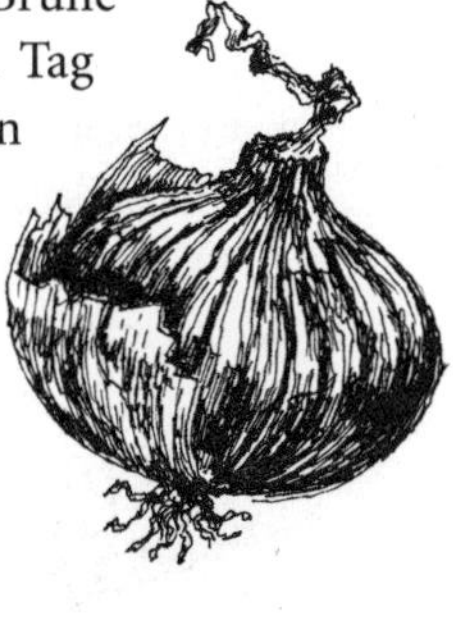

Zutaten für 4 Personen

350 g Linsen
1 l Brühe
50 g Rosinen
3 mittelgroße Zwiebeln (gehackt)
1/2 Tasse Essig
Kerbel, Majoran
Salz, Pfeffer

Festbraten vom Schwein

Zutaten für 6 Personen

1 kg Schweinebraten
Salz, Pfeffer
1 EL Ingwerwurzel (frisch gerieben)
80 g Schmalz
1 Bund Suppengrün (geputzt, gewürfelt)
500 g säuerliche Äpfel (geschält, entkernt, in feine Scheiben geschnitten)
70 g Rosinen
2–3 EL Essig
Essig
Mehl

Zubereitung

1 Das Schweinefleisch salzen, pfeffern, mit $^3/_4$ des Ingwers einreiben.

2 Fleisch in einem Bräter in Schmalz kräftig anbraten und das Suppengrün zugeben. Äpfel und Rosinen zufügen. Mit 500 Milliliter Wasser auffüllen und bei geschlossenem Deckel ca. 90 Minuten schmoren.

3 Fleisch herausnehmen und warm stellen. Den Fond mit dem Gemüse durch ein Sieb streichen, mit Essig und dem restlichen Ingwer abschmecken und eventuell mit Mehl etwas andicken.

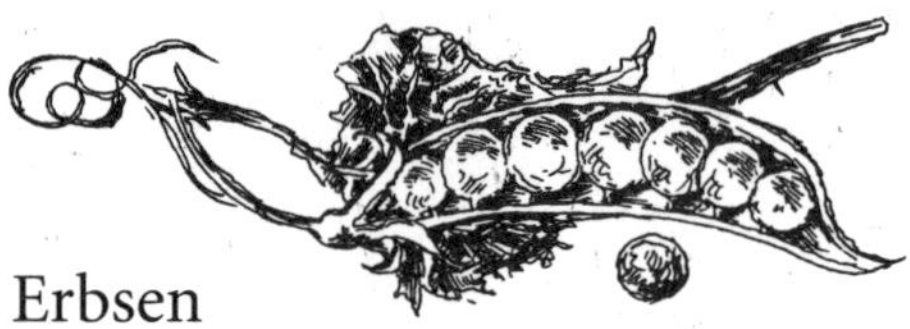

Tschechische Erbsen

Zutaten für 4 Personen

700 g Erbsen (frisch oder tiefgekühlt)
Salz
$^1/_2$ Tasse Wein
Etwas Ingwer, Zimt, Kardamom
Zucker

Zubereitung

1 Erbsen in soviel Wasser aufsetzen, dass sie gut bedeckt sind. Gar kochen.

2 Erbsen mit einem Pürierstab oder im Mixer zerkleinern, salzen und mit Wein und Gewürzen abschmecken.

3 Sehr sparsam süßen und als Beilage zum Huhn (→ Seite 31) oder zum Schweinebraten reichen.

Auf dem Weg in die Neuzeit

Die Erfindung des Buchdrucks um 1440 läutete auch eine Wende in der Kräutermedizin ein. Bücher über heilkräftige Pflanzen fanden nun rasche Verbreitung, erst in lateinischer und dann auch in deutscher Sprache. Dies machte sie mit einem Male einem größeren Personenkreis zugänglich: Heilpflanzenbücher wurden die ersten Bestseller des Buchmarktes.
Ruhm durch seine Veröffentlichungen erlangte Hieronymus Bock (1498–1554), der als Pfarrer und Arzt tätig war. In seinem »New Kreuterbuch« versuchte er, die »Verwandtschaften« der einzelnen Pflanzen untereinander aufzuzeigen, eine Pionierleistung der modernen Naturwissenschaften. Von 1501 bis 1566 lebte Leonhart Fuchs, der an der Universität Tübingen als Medizinprofessor lehrte. Sein berühmtes »New Kreüterbuch« erschien 1543 auf Deutsch, was ihm von den meisten seiner gelehrten Kollegen den herben Vorwurf einbrachte, er banalisiere die Medizin. Caspar Bauhin (1540–1642) führte als Erster die heute noch übliche Unterscheidung der Pflanzen nach Arten- und Gattungsnamen in die Wissenschaft ein, was von Carl von Linné (1707–1778) konsequent weiterentwickelt wurde.

Eine neue Wissenschaft

Die Neuzeit brachte auch einen grundlegenden Wandel in der Sicht der Welt und damit der Naturwissenschaften. Der Engländer Francis Bacon (1561–1626) forderte, die Wissenschaft solle auf dem Studium der Details basieren und der Aufstellung naturwissenschaftlicher Gesetzmäßigkeiten dienen: Die moderne Erkenntnistheorie war geboren, und die ganzheitliche Medizin trat in den Hintergrund. Diesem Prinzip folgend, isolierte der deutsche Apotheker Friedrich Wilhelm Sertürner (1783–1841)

im Jahre 1805 aus Opium »das schlafmachende Prinzip«, dem er den Namen Morphium gab.
Mit jedem Experiment und jedem Versuch lernten die Mediziner mehr über das Prinzip der Wirkstoffe. Sie begannen, die Pflanzen systematisch zu analysieren und zu katalogisieren. Beachtung fanden nur Pflanzen, in denen Wirkstoffe mit heilender Wirkung nachgewiesen werden konnten. Gewissenhaft registriert wurden nur diese Bestandteile, alles andere war in ihren Augen vernachlässigbar. Jedoch stellten die Wissenschaftler schnell fest, dass die isolierten oder vielleicht sogar künstlich hergestellten Stoffe oft unvorhersehbare, ja sogar schädliche Nebenwirkungen hatten.

Geburt der Homöopathie

Dieser puren Wissenschaftsgläubigkeit stellte der Arzt und Chirurg Samuel Hahnemann (1755–1843) seine Lehre entgegen, die »Ähnliches mit Ähnlichem« heilen wollte. Im Selbstversuch fand er heraus, dass bei ihm als Gesundem das Mittel Chinarinde, das zu dieser Zeit gegen Malaria eingesetzt wurde, die gleichen Symptome hervorrief, die ein Malariakranker hatte. Dieses von ihm entwickelte Prinzip nannte er Homöopathie.
Homöopathie ist eine ganzheitliche Medizin, die auf der Annahme beruht, dass bei einem Kranken das Gleichgewicht der Lebensenergien gestört ist. Durch Studien und Versuche entdeckte Hahnemann viele weitere Mittel, die bei Krankheiten eingesetzt werden konnten, heute gibt es davon etwa 2000. Können viele Mediziner das Prinzip Hahnemanns noch nachvollziehen, zweifeln sie trotzdem an der tatsächlichen Wirkung der homöopathischen Mittel: Die Wirksubstanzen sind meist so verdünnt, dass sie sich nicht einmal mehr messtechnisch nachweisen lassen. Nach Hahnemann ist ihre Wirkung aber umso größer, je höher die Verdünnung ist.

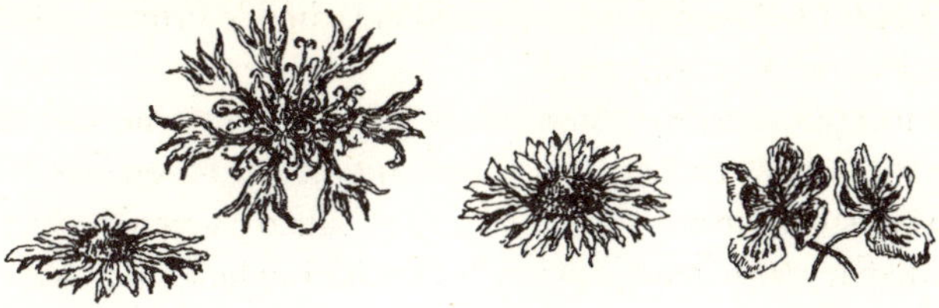

Bachblütentherapie

Edward Bach (1886–1936) entwickelte aus der Homöopathie die nach ihm benannte Bachblütentherapie. Krankheiten resultieren seiner Meinung nach in erster Linie aus psychischen Defiziten. Der einzelne Mensch ist im Grunde selbst an seiner Krankheit schuld. Jeder »Charakterschwäche« wie Eifersucht, Egoismus oder Hass stellte er bestimmte Beschwerden gegenüber. Durch Umwandlung dieser negativen Energien in positive wollte er die Beschwerden beseitigen.

Nach einer genau festgelegten Methode werden zur Gewinnung seiner Medizin wild wachsende Blüten in eine Schale mit Quellwasser gelegt, in die Sonne gestellt und wieder entnommen, wenn die Blüten verwelkt sind. Dadurch sollen die Schwingungen der Pflanze in das Wasser übergehen. Das Wasser wird zur Konservierung mit Alkohol gemischt und in Flaschen, »Stock Bottles«, abgefüllt.

Moderne Medizin

Obwohl die unkonventionellen Therapien von Hahnemann und Bach ihre begeisterten Anhänger fanden, wird unsere moderne Medizin nicht durch die Kraft der Heilpflanzen, sondern nur durch die isolierte Betrachtung einzelner Wirkstoffe bestimmt.

Pharmazie kontra Kräutermedizin

Schon Ende des 19. Jahrhunderts gab es weitere Ansätze einer Kehrtwende zurück zu den Naturheilmitteln. Eine große Rolle spielte dabei Sebastian Kneipp (1821–1897), der heute noch für seine »Kneipp-Wasser-Kuren« berühmt ist. Er griff altes, fast vergessenes Kräuterwissen wieder auf, brachte es auf den aktuellen Stand der Zeit, therapierte seine Patienten mit Kräutertees und Pflanzensäften und verhalf der Heilpflanzentherapie dadurch zu neuem Auftrieb.

Seinem Beispiel folgte der als »Kräuterpfarrer« bekannte Johannes Künzle (1857–1945), der sich schon als Gymnasiast mit der Herstellung von Herbarien beschäftigte. Kneipps Buch »Meine Wasserkur« veranlasste ihn zu eigenen, weiterführenden Studien, in denen er sich mit den dort aufgeführten Kräutern beschäftigte und diese um seine eigenen Erkenntnisse und Erfahrungen ergänzte.

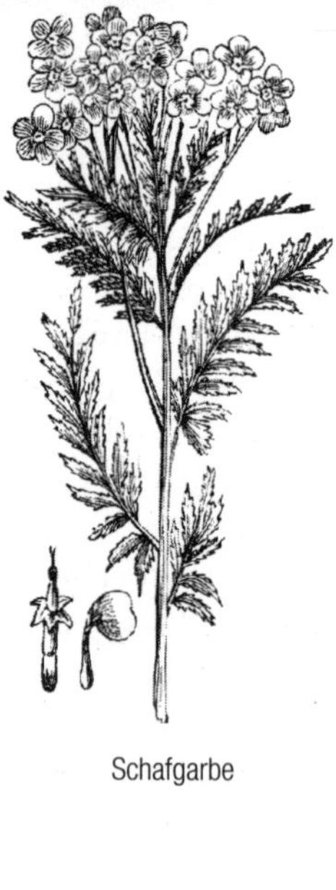

Schafgarbe

Wichtige Grundlage seiner Beobachtungen war das Verhalten von Tieren in seiner Umgebung, nach dem Motto: »Was den Tieren gut tut, kann wohl auch den Menschen nicht schaden.« Er stellte z. B. fest, dass Hunde und Katzen bei Verdauungsstörungen Schließgras zu sich nehmen, dass Katzen Baldrian lieben, dass Ameisen sich Thymian zu Nutze machen und dass Schafe bei bestimmten Beschwerden Schafgarbe fressen. Diese und noch zahlreiche weitere Beobachtungen glich er mit verschiedenen Kräuterbüchern ab. Elementare Quelle waren ihm dabei die Arbeiten von Hildegard von Bingen. Auf diesen Fundamenten entstand Anfang des 20. Jahrhunderts die »Phytotherapie«. Sie beschäftigt sich wissenschaftlich mit der Anwendung von pflanzlichen Heilmitteln bei kranken Menschen und basiert auf natürlichen Pflanzenextrakten.

Kräuter sind wieder »in«

Die einst verachtete Pflanzenheilkunde ist also in unseren Tagen wieder gesellschaftsfähig geworden. Immer mehr Ärzte raten bei leichten Erkältungen, Kamillendampf zu inhalieren, statt sofort Antibiotika zu verordnen. Alte Hausmittel finden auch in der Medizin neue Beachtung und werden nicht sofort als Unfug abgetan.

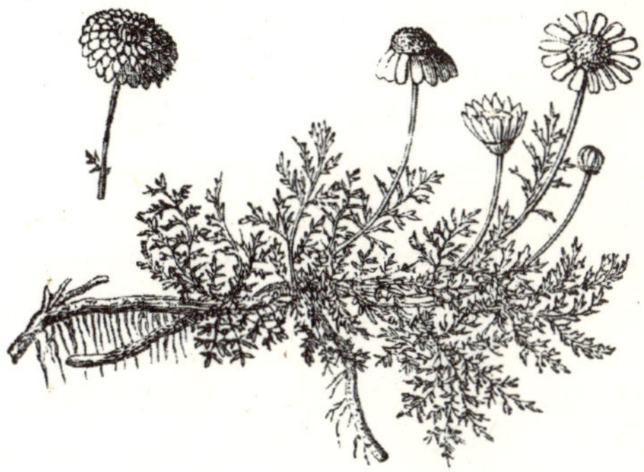

Kamille

Warum sich die Menschen wieder auf die fast vergessenen Heilmethoden besinnen, hat sicher verschiedene Gründe. Zum einen mag es daran liegen, dass viele der chemischen Präparate und deren Nebenwirkungen überdrüssig sind, also sanfter Medizin den Vorzug geben. Zum anderen haben in unserer technik- und wissenschaftsgläubigen Zeit offizielle Untersuchungen bestätigt, dass pflanzliche Mittel gut und vor allem schonend wirken.
Selbst die Pharmaindustrie hat pflanzliche Heilmittel wieder neu entdeckt und steckt große Summen in deren Erforschung. Natürlich treibt die Nachfrage nach dieser Art von Medikamenten den Forschungseifer der Industrie an, doch werden auch immer mehr pflanzliche Wirkstoffe entdeckt, die ausgezeichnet bei

bestimmten Krankheiten helfen, – oftmals mit weniger Nebenwirkungen als chemische Präparate. Darüber hinaus finden sich darunter auch Mittel für Krankheiten, gegen die es bisher noch keine Medizin gab. Würde sich die Pharmaindustrie davon keinen finanziellen Erfolg versprechen, würde sie sicherlich weniger Forschungsaufwand betreiben.

Erprobte Wirkstoffe

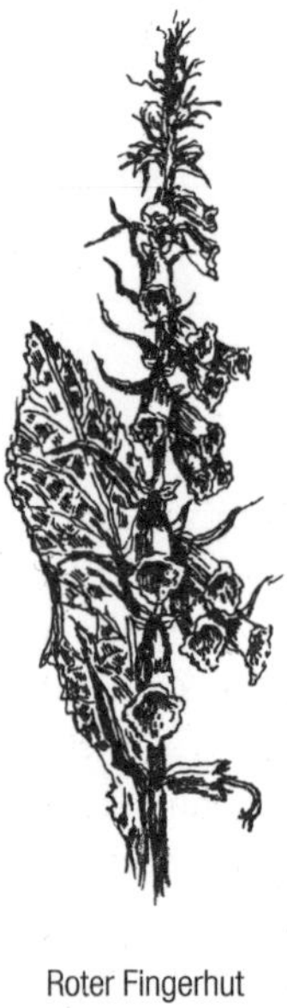

Roter Fingerhut

In vielen Medikamenten stecken heute bereits Pflanzenwirkstoffe, ohne dass wir es vermuten. Digitalis aus dem Roten Fingerhut, synthetisch hergestellt, ist in vielen Tabletten gegen Herzkrankheiten enthalten. Die Wirksamkeit der Pflanzenwirkstoffe wird wie bei anderen Medikamenten auch in Doppelblind-Studien getestet. Weder der Arzt noch der Patient wissen dabei, ob das Präparat oder ein Placebo (Scheinpräparat) verabreicht wird. Dadurch erhält man unvoreingenommene Ergebnisse über die Wirksamkeit der Mittel.

Zum Wesen von Pflanzenheilmitteln gehört, dass nur selten ein einziger Wirkstoff allein zum gewünschten Erfolg führt. Oft macht erst die Kombination der in der Pflanze enthaltenen Wirkstoffe deren heilende Kraft aus. Dadurch werden Nebenwirkungen nicht selten reduziert. Klinisch erprobte Wirkstoffe bekommen nach der Testphase eine offizielle Zulassungsnummer. Mittel hingegen mit dem Hinweis »Traditionell angewendet« sind nicht wissenschaftlich getestet. Allerdings kann man davon ausgehen, dass diese Mittel schon seit längerer Zeit verwendet werden, ohne dass bisher schädliche Nebenwirkungen festgestellt wurden. Homöopathische Mittel und Bachblüten zählen nicht zur Phytotherapie. Sie sind wissenschaftlich nicht anerkannt. Trotzdem haben sie viele Anhänger, die von ihrer Wirkung fest überzeugt sind. Auch immer mehr Ärzte bilden sich in dieser Richtung weiter, um ihren Patienten eine Alternative zu Antibiotika und Co. anbieten zu können. Pflanzliche Heilmittel und Pharmazie stehen heute in keinem Konkurrenzverhältnis mehr, sie ergänzen sich.

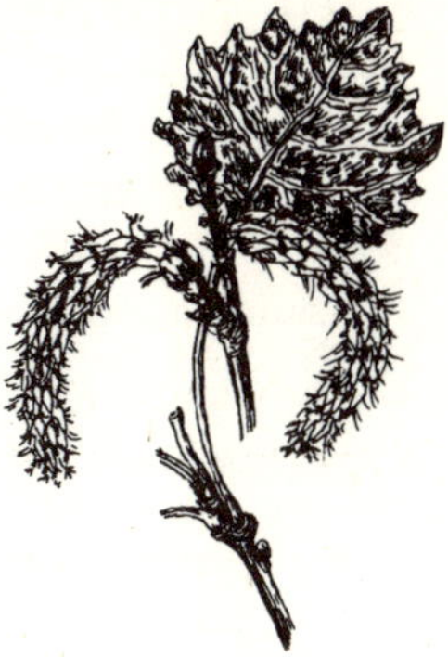

Aspen

Vorsicht Scharlatane!

Der aktuelle Boom der Naturheilmittel darf aber nicht darüber hinwegtäuschen, dass sich auch zahlreiche unseriöse Anbieter in diesem Feld tummeln, um schnelles Geld zu verdienen. Sie treiben ein übles Spiel mit der Gutgläubigkeit der Menschen, wenn sie ihre nutzlosen »Wundermittel« gegen Übergewicht und Potenzprobleme anpreisen und schrecken auch nicht davor zurück, Krebskranken die Heilung zu versprechen. Bis die Behörden diesen »schwarzen Schafen« mit ihren Briefkastenfirmen das Handwerk legen, ist der Schaden schon groß. Im harmlosesten Fall schaden die Mittel nicht, doch häufig können sie sogar zu gesundheitlichen Problemen führen. Auf jeden Fall ist der Käufer um sein Geld geprellt, das er für nutzlose Pillen und Tropfen ausgegeben hat und das für ein Naturheilmittel mit Zulassungsnummer oder bei einem Heilpraktiker mit seriöser Ausbildung besser investiert gewesen wäre.

Der Kräutergarten

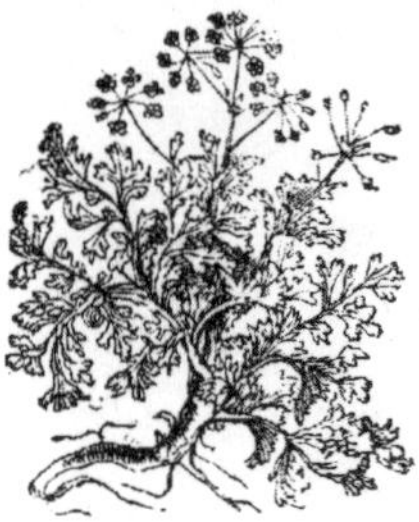
Petersilie

Der eigene Kräutergarten ist unbezahlbar und ein Erlebnis für die Sinne. Kurz vor die Tür zu gehen und sich schnell einige frische Zutaten für das Mittagessen zu pflücken, ist ein herrliches Erlebnis, nicht zu vergleichen mit dem Würzen nur aus der Dose. Auch im kleinen Topf auf der Terrasse, dem Balkon oder der Fensterbank können Sie die meist verwendeten Kräuterpflanzen wie Petersilie, Dill und Schnittlauch immer parat halten.

Kräuterporträts

Viele Kräuterbegeisterte erheben ihre Leidenschaft zur Lebensphilosophie – ja fast zur Kunstform – und bestücken alle zur Verfügung stehenden Flächen mit Kräutern, seien es Vorgärten oder Balkonkästen, ohne dass es langweilig wirkt. Die Küchenschränke sind wohl gefüllt mit den getrockneten Schätzen, Essig und Öl sind mit Kräutern versetzt, und in allen Zimmern schmeicheln prächtige Trockensträuße dem Auge. In diesem Kapitel erfahren Sie, welche Möglichkeiten des Kräuteranbaus es gibt und wie Sie die Pflanzen auch im Winter nutzen können. Doch zunächst möchten wir uns einen Überblick über die heimische Kräuterwelt verschaffen.

Der Kräuteranbau

Ob Sie einen großen Garten, ein kleines Beet oder einen Balkon Ihr Eigen nennen, Sie haben viele Möglichkeiten, Kräuter anzupflanzen. Selbst eine sonnige Fensterbank bietet noch genügend Raum, sodass Sie auf Ihr Lieblingskraut nicht verzichten müssen. Lassen Sie sich von einigen Vorschlägen inspirieren.

Der klassische Kräuter- oder Klostergarten

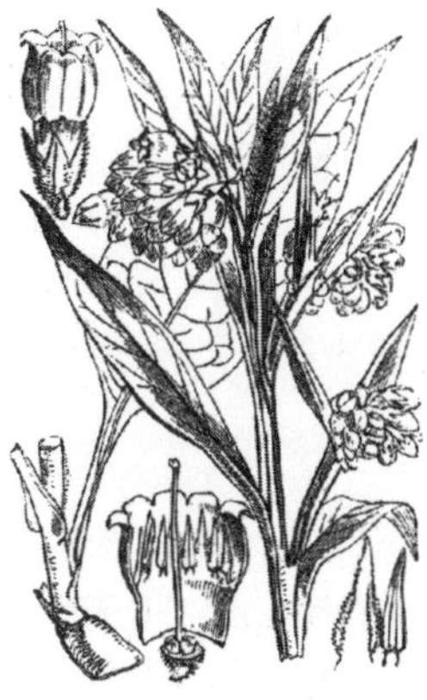

Gemeiner Beinwell

Ordnung kennzeichnet den Klostergarten, so wie auch das Leben bei den Ordensmännern und -frauen in geregelten Bahnen verläuft. Die klassische Beetanlage wird in gleichmäßige Rechtecke eingeteilt. Trennen können Sie die Abschnitte z. B. mit Steinfliesen oder Ziegelsteinen, damit Sie bei jedem Wetter trockenen Fußes Ihre Kräuter ernten oder pflegen können.
Es hat sich bewährt, die Ost- und die Westseite mit einer kleinen, schützenden Hecke, z. B. Buchsbaum, zu bepflanzen, damit stürmischen Winde den manchmal empfindlichen Pflanzen nicht zu arg zusetzen. Um die kleineren Gewächse ins rechte Licht zu rücken, sollten Sie die großwüchsigen Kräuter an der Nordseite platzieren. Je kleiner eine Pflanze bleibt, desto weiter südlich sollte sie im Beet stehen. Dadurch ergibt sich ein Treppeneffekt, der garantiert, dass jedes Kraut genügend Sonne tanken kann.
Die Vorteile dieser strukturierten Anpflanzung liegen klar auf der Hand: Sie können den Klostergarten bei jedem Wetter betreten, und Ihre Schuhe bleiben sauber. Er ist leicht zu pflegen, und Sie können durch beschriftete Schildchen auch einem Laien den Gebrauch Ihres Kräuterbeets erleichtern. Tipp: Statt der Rechtecke können Sie auch andere geometrische Formen anlegen.

Einheimische Kräuter

Deutscher Name	Standortansprüche	Art der Pflanze
Anis	Kalkhaltiger leichter Boden, sonnig, windgeschützt	Einjährig
Bärlauch	Humoser feuchter Waldboden, halbschattig	Ausdauern
Basilikum	Humusreicher sandiglehmiger Boden, feucht, sonnig	Einjährig
Beifuß	Kalkhaltiger leichter bis mittelschwerer Boden, sonnig	Ausdauern
Beinwell	Humoser Boden, feucht, halbschattig	Ausdauern
Bergbohnenkraut	Lockerer kalkhaltiger mittelschwerer Boden, sonnig	Ausdauern
Bohnenkraut	Lockerer mittelschwerer humoser Boden, sonnig	Einjährig
Borretsch	Humoser leichter Boden, vollsonnig	Einjährig
Brennessel	Humoser lockerer Boden, feucht, sonnig bis halbschattig	Ausdauern
Brunnenkresse	Humoser Boden, feucht bis nass, halbschattig bis schattig	Ausdauern
Dill	Humoser lockerer Boden, feucht, sonnig	Einjährig
Dost (wilder Majoran)	Keine Staunässe, sonnig	Ausdauern
Eberraute	Humoser kalkhaltiger mittelschwerer Boden, trocken, sonnig	Ausdauern
Estragon	Guter Kulturboden, sonnig, windgeschützt	Ausdauern
Fenchel	Nährstoffreicher sandiger Lehmboden, sonnig bis halbschattig	Ausdauern
Gundelrebe	Humoser Boden, feucht, halbschattig	Ausdauern
Gänseblümchen	Humoser Boden, feucht, sonnig bis halbschattig	Ausdauern
Großer Wiesenknopf	Humoser kalkreicher Boden, sonnig	Ausdauern
Johanniskraut	Durchlässiger kalkhaltiger Boden, vollsonnig	Ausdauern

...andort		Erntezeit				Konservierungsart
...ten	Wildwuchs	Blatt/ Kraut	Blüte	Frucht	Wurzel/ Knolle	
x				VIII		Trocknen
	x	IV–V				Einfrieren
x		Blätter mittlerweile ganzjährig				Einfrieren, kaum nötig durch ständige Verfügbarkeit
x	x	VII–IX				Trocknen
x	x	V–X				Trocknen
x		VII–VIII				Trocknen
x		VI–IX				Trocknen
x	x	V–IX				Trocknen
	x	V–VII				Trocknen
x	x	IV–IX				Keine Konservierung möglich
x		V–IX		VIII		Kraut trocknen u. einfrieren, Korn trocknen
x		VII–IX				Trocknen
x		VII–VIII				Trocknen
x		VI–X				Trocknen, einfrieren
x	x	V–X		VIII–X		Kraut trocknen u. einfrieren, Korn trocknen
	x	IV–VI				Trocknen
x	x	IV–X	IV–X			Konservierung nicht zu empfehlen
	x	V–VIII				Einfrieren
x	x	VI–VII mit Blüte				Trocknen

Deutscher Name	Standortansprüche	Art der Pflanze
Kamille	Humoser lehmiger Boden, sonnig	Einjährig
Kapuzinerkresse	Mittelschwerer Boden, sonnig bis halbschattig	Einjährig
Kerbel	Mittelschwerer Boden, sonnig bis halbschattig	Einjährig
Knoblauch	Durchlässiger Boden, trocken, sonnig	Ausdauern
Koriander	Sandiger kalkhaltiger Boden, trocken, sonnig	Einjährig
Kresse	Mittelschwerer Boden, feucht, schattig	Einjährig
Kümmel	Humoser kalkhaltiger sandiger Boden, sonnig	Zweijährig
Lorbeer	Humoser kalkhaltiger Boden, vollsonnig, wintergeschützt	Ausdauern
Lavendel	Leichter kalkhaltiger Boden, sonnig	Ausdauern
Liebstöckel	Humoser mittelschwerer Boden, halbschattig bis schattig	Ausdauern
Löffelkraut	Humoser mittelschwerer Boden, feucht, sonnig bis schattig	Zweijährig
Löwenzahn	Anspruchslos, feucht	Ausdauern
Majoran	Humoser lockerer Boden, sonnig	Einjährig
Meerrettich	Humoser lehmiger sandiger Boden, feucht, halbschattig	Ausdauern
Melisse	Humoser mittelschwerer Boden, leicht feucht, vollsonnig	Ausdauern
Paprika (Chili)	Humoser mittelschwerer Boden, sonnig	Einjährig
Petersilie	Humoser nährstoffreicher Boden, feucht	Zweijährig
Pfefferminze	Humoser bis mooriger lockerer Boden, warm	Ausdauern
Pimpinelle	Humoser kalkreicher Boden, sonnig	Ausdauern
Portulak	Lockerer nähstoffreicher leichter Boden, trocken, warm	Einjährig
Quendel, wilder Thymian	Kalkhaltiger lehmiger sandiger Boden, vollsonning	Ausdauern
Ringelblume	Anspruchslos, sonnig	Einjährig

…andort		Erntezeit				Konservierungsart
…ten	Wildwuchs	Blatt/ Kraut	Blüte	Frucht	Wurzel/ Knolle	
	x		VI–VIII			Trocknen
x			VI–IX	VII–X		Knospen u. unreife Samen einlegen
x		VI–X				Einfrieren
	x				VIII–IX	Trocknen
x				VIII		Trocknen
x		Blätter ca. 3 Wochen nach Aussaat fast das ganze Jahr über				Konservierung nicht zu empfehlen
x				VI–VII		Trocknen
x		Das ganze Jahr über				Trocknen
x			VI–VIII			Trocknen
x		VI–VII				Trocknen, einfrieren
x		IV–XI				Konservierung nicht zu empfehlen
	x	IV–VI				Konservierung nicht zu empfehlen
x			VII–IX			Trocknen
x	x				(VI–IX) X–XI	Konservierung nicht zu empfehlen
x		VI–IX				Trocknen
x				VII–X		Trocknen
x		V–IX				Einfrieren
x	x	V–IX				Trocknen
x	x	V–VIII				Einfrieren
x		Blätter ca. 4 Wochen nach der Aussaat, nicht blühen lassen				Konservierung nicht zu empfehlen
	x	VI–VIII				Trocknen
x			Gesamte Blütezeit			Trocknen

Deutscher Name	Standortansprüche	Art der Pflanze
Rosmarin	Humoser sandiger lehmiger Boden, sonnig geschützt	Ausdauern
Salbei	Kalkhaltiger sandiger lehmiger Boden, trocken, sonnig	Ausdauern
Sauerampfer	Humoser Boden, feucht, sonnig bis schattig	Ausdauern
Schafgarbe	Sehr anspruchslos, keine Staunässe, sonnig	Ausdauern
Schnittlauch	Humoser kalkhaltiger Boden, feucht, sonnig bis halbsschattig	Ausdauern
Schnittsellerie	Humoser lehmiger mittelschwerer Boden, feucht	Einjährig
Senf	Humoser kalkhaltiger sandiger lehmiger Boden, sonnig bis halbschattig	Einjährig
Spitzwegerich	Mittelschwerer Boden, trocken, sonnig	Ausdauern
Thymian	Kalkhaltiger lehmiger sandiger Boden, vollsonning	Ausdauern
Tripmadam	Sandiger lehmiger Boden, trocken, vollsonnig	Ausdauern
Veilchen	Humoser Boden, feucht, halbschattig	Ausdauern
Waldmeister	Humoser lockerer Boden, feucht, schattig	Ausdauern
Weinraute	Humoser kalkhaltiger durchlässiger Boden, trocken, vollsonnig	Ausdauern
Wermut	Lockerer kahlkhaltiger sandiger Boden, trocken, vollsonnig	Ausdauern
Ysop	Humoser kalkreicher Boden, sonnig	Ausdauern
Zwiebel	Lockerer humoser Boden, mäßig feucht bis trocken	Ausdauern

Die Bezeichnungen Wildwuchs oder Garten beziehen sich nur auf unsere Breiten, da die Kräuter in ihren Heimatländern

andort		Erntezeit				Konservierungsart
ten	Wildwuchs	Blatt/ Kraut	Blüte	Frucht	Wurzel/ Knolle	
x		Zweige nach dem Ausreifen				Trocknen
x		V–XI				Trocknen
x	x	Blätter während der gesamten Wachstumsperiode				Konservierung nicht zu empfehlen
	x	Blätter, zarte Triebe während der gesamten Wachstumsperiode				Konservierung nicht zu empfehlen
x		VI–VIII				Einfrieren
x		Blätter während der gesamten Wachstumsperiode				Einfrieren, trocknen
x					VII–VIII	Trocknen
	x	V–VIII				Trocknen
x		VI–IX				Trocknen
	x	V–X				Konservierung nicht zu empfehlen
x	x		III–V	III–IV		Trocknen
	x	IV–V				Trocknen
x		Blätter während der gesamten Wachstumsperiode				Konservierung nicht zu empfehlen
x	x	Blätter während der gesamten Wachstumsperiode				Konservierung nicht zu empfehlen
x		Blätter während der gesamten Wachstumsperiode				Konservierung nicht zu empfehlen
x		Blätter während der gesamten Wachstumsperiode			IX–X	Kühl und trocken lagern
türlich auch wild vorkommen.						

Das Klostergarten-Hochbeet

Eine Variante des klassischen Klosterbeets ist das Hochbeet. Stecken Sie dazu eine rechtwinklige Fläche auf dem vorgesehenen Platz ab, und errichten Sie auf den Grenzen des Rechtecks eine Mauer, die einen halben bis einen Meter hoch ist. Besonders schön sehen Natursteine aus, rustikal wirken Holzbalken. In diesen »Kasten« füllen Sie dann Gartenerde. Ost- und Westseite sollten auch hier vor kräftigen Winden geschützt werden.
Ein weiterer Vorteil dieses vor allem auch rückenfreundlichen Beets liegt darin, dass Sie ganz gezielt die einzelnen Bereiche mit dem Nährboden füllen können, den die vorgesehenen Pflanzen benötigen, z. B. sandigen trockenen oder feuchten lehmigen Boden. Wenn Ihnen das klassische Rechteck zu langweilig ist, können Sie auch andere Formen realisieren. Wie wäre es mit einem Kräuterkreuz, einem Kräuterstern oder einem Dreieck?

Der beste Standort

Kräuter haben unterschiedliche Ansprüche an den Boden und die Lichtverhältnisse. In der Tabelle auf Seite 42–47 finden Sie eine Übersicht über die Standortansprüche Ihrer Lieblingskräuter.

Der bunte Kräutergarten

Unkonventionell und für den Fan von Rabatten meistens ein Graus ist der bunte Kräutergarten. Die Kräuter stehen auf den ersten Blick ohne jede Methode in den Beeten. Doch dabei überlassen Sie nichts dem Zufall: Vielmehr setzen Sie Ihre Kreativität ein und spielen mit den Kräutern. Jede Pflanze kann durch ihre Wuchsform und Blüte ein spezieller Blickfang sein, manche durch karge Schönheit wie der Rosmarin, andere durch ihren

wuchernden Wuchs, wie die Kapuzinerkresse. Lavendelstauden werden mit den Jahren zu üppigen violetten Inseln, das satte Grün des Basilikums beruhigt das Auge, Löwenzahn und Ringelblume bilden leuchtende Farbkleckse, und das kleine Gänseblümchen zeigt keck an, dass es auch seinen Platz hat.
Damit auch die kleinen Beetbewohner gut gedeihen, sollten Sie trotz aller Experimentierfreude darauf achten, dass diese durch eine südliche Platzierung im Garten genügend Sonne abbekommen. Ost- und Westseite sollten auch hier durch eine niedrige Hecke oder alternativ einen Lattenzaun geschützt werden.
Die Vorteile des bunten Kräutergartens sind die zahlreichen Gestaltungsmöglichkeiten, das Platz sparende Arrangement, da keine festen Wege eingeplant werden müssen, und das romantische Flair eines Bauerngartens. Er kann ein wundervolles Stück scheinbar unberührter Natur in eine Kleinstadtsiedlung bringen.

Kräuter im Zaum halten

Kräuter, die sich schnell ausbreiten, können Sie klein halten, wenn Sie die Ballen nicht direkt in die Erde, sondern in einem Tontopf in das Beet pflanzen. So verhindern Sie unkontrolliertes Wuchern.

Die Kräuterspirale

An ein Schneckenhaus erinnert die Kräuterspirale, die sich in letzter Zeit immer größerer Beliebtheit erfreut. Sie brauchen dazu einige Trittsteine, besonders schön machen sich hier Natursteine. Wie viele Sie benötigen, hängt davon ab, wie groß die Spirale werden soll. Sie setzen die Steine einfach spiralförmig auf die vorbereitete Erde und pflanzen dazwischen ihre Kräuter. Großwüchsige Pflanzen sind in der Mitte gut aufgehoben. Sie können die Schnecke auch so anlegen, dass die Mitte etwas höher liegt wie

bei einem spitzen Kegel. Auch hier müssen Sie bei der Planung und bei der Bepflanzung beachten, dass alle Pflanzen ausreichend Licht erhalten.
Die Kräuterspirale ist in jedem Garten ein außergewöhnlicher Blickfang und durch die Trittsteine bequem zu begehen. Sie lässt sich auch im kleinen Garten gut realisieren, da die Größe dem zur Verfügung stehenden Platz angepasst werden kann.

Der Kräuterhang

Ein bereits vorhandener Hang (Ost-, Süd- oder Westseite) kann zu einem mediterranen Steingarten werden. Dazu legen Sie Natursteine terrassenförmig an, in die Zwischenräume werden sodann die Pflanzen gesetzt. Wärme- und Trockenheit liebende Kräuter wie z. B. Lavendel, Rosmarin, Thymian und Quendel sind im oberen Bereich am besten aufgehoben.
Durch diesen Aufbau können auch schwierig zu nutzende Hangflächen zu einem reizvollen Kräutergarten werden und ihr Grundstück aufwerten.

Kräuter in Blumenbeeten und Rabatten

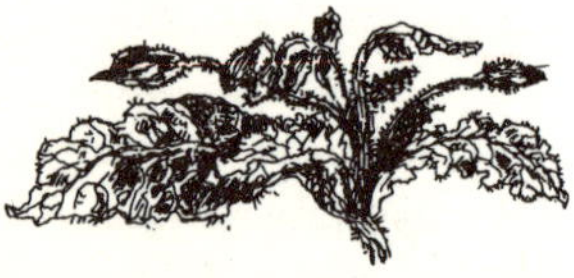

Borretsch

Wer Kräuter ausschließlich wegen ihrer Wirkstoffe anpflanzt, hat noch nicht ihr gesamtes Potenzial erkannt. Viele bestechen durch die Schönheit ihrer herrlichen Blüten, durch ihren anregenden Duft oder durch ihre stattliche Wuchsform auch in herkömmlichen Rabatten. Mit Kräutern können Sie jedem Blumenbeet ein ganz besonderes Flair geben. Für den Staudengarten eignen sich ganz hervorragend Borretsch, Dost, Eberraute, Kapuzinerkresse,

Lavendel, Liebstöckel, Melisse, Portulak, Rosmarin, Salbei, Thymian, Pimpinelle und Ysop. Als Beeteinfassung bieten sich z. B. Lavendel, Rosmarin, Schnittlauch und Thymian an.
Die Einbeziehung von Kräutern in Blumenbeeten erlaubt den Anbau von Kräutern auch dann, wenn sonst keine Gartenflächen zur Verfügung stehen oder schon anderweitig verplant sind.

Sichtschutz

Die schnell wachsende Kapuzinerkresse eignet sich sehr gut für ein Spalier, das unschöne Ecken im Garten verdeckt oder als Sichtschutz dient.

Kräuter in Kästen und Kübeln

Haben Sie keinen Garten, sondern lediglich eine Terrasse oder einen Balkon für ihren Kräutergarten zur Verfügung, können Sie die meisten Kräuter auch in Töpfen, Kästen und Kübeln kultivieren. Sie sollten dann nur einen Raum zur Verfügung haben, in dem empfindliche Gewächse überwintern können. Besonders schön machen sich Kräuter in einem Wintergarten.
Mit Töpfen und Kübeln wird Ihr Garten mobil. Sie haben die Möglichkeit, das Arrangement nach Lust und Laune neu umzugestalten und sind in der Lage, Kräuter auch auf kleinstem Raum zu nutzen, z. B. auf dem Balkon, der Terrasse, der Fensterbank oder als Schmuck vor der Haustür. Empfindliche Kräuter können Sie bei schlechtem Wetter oder einem plötzlichen Hagelschauer schnell im Haus oder der Garage unterstellen. Diesen Vorteil haben im Garten »festsitzende« Pflanzen nicht. Ein handelsüblicher Erdbeertopf aus dem Gartencenter lässt sich hervorragend zu einem dekorativen Kräutergarten auf kleinstem Raum umfunktionieren.

Für Bienenfreunde

Ein vielfältiges Kräuterangebot ist auch eine ideale Nahrungsgrundlage für viele Tiere. So freuen sich Bienen z. B. über Anis, Bohnenkraut, Borretsch, Dill, Fenchel, Kümmel, Koriander, Liebstöckel, Majoran, Minze, Salbei, Senf, Ysop, Weinraute und Thymian.

Schädlinge vertreiben

Kräuter sind nur dann zu verwenden, wenn sie nicht mit Insektiziden behandelt wurden. Doch leider nehmen Blattläuse, Mehltau und Co. keine Rücksicht darauf. Durch geschickte Kombination von Pflanzen können Sie den Schädlingen Ihre Gartenschätze aber zumindest ein wenig verleiden und so auf die chemische Keule verzichten.
Ameisen machen erfahrungsgemäß einen großen Bogen um Lavendel, Wermut und Feldsalat. Die Kombination Lavendel mit Duftrose verspricht größte Wirkung, auch bei Blattläusen. Diese meiden auch Dill, Bohnenkraut, Fenchel, Pfefferminze, Kapuzinerkresse und Schnittlauch. Erdflöhe halten Abstand von Katzenminze, Salat, Wermut und blühenden Ginsterzweigen. Der Kohlweißling schätzt weder Beifuß, Dill, Pfefferminze, Rosmarin, Salbei noch Thymian und Tomatenpflanzen. Mit Knoblauch lässt sich Mehltau abhalten. Wenn Sie Glück haben, bleiben damit ebenfalls Schnecken aus, die auch Kapuzinerkresse, Salbei, Thymian, Wermut, Ysop und Zwiebeln meiden.

Kräuter richtig ernten

Jedes Kraut hat seinen Zeitpunkt, an dem es sozusagen reif ist. Dann sind die Mengen der darin enthaltenen Inhaltsstoffe wie ätherische Öle, Aromen, gesundheitsfördernde Substanzen am höchsten. Bei vielen Kräutern ist dies zum Zeitpunkt der Blüte bzw. kurz davor der Fall. Einen festen Erntezeitpunkt für jede Pflanze nach dem Kalender anzugeben ist aber schwierig, da das Wetter nicht in jedem Jahr gleich ist: So kann die Blüte nach einigen warmen Frühlingsmonaten bis zu drei Wochen früher oder während eines kalten, unfreundlichen Frühlings bis zu drei Wochen später zu erwarten sein, als in einem Jahr mit »normaler« Wetterlage. Hinzu kommt, dass das lokale Kleinklima und die Lage Ihres Gartens das Pflanzenwachstum sehr individuell beeinflussen. In milden Niederungen beginnt die Wachstumsperiode viel früher als beispielsweise in den kälteren Mittelgebirgsregionen.

Für die Ernte im Garten sollten Sie sich ein kleines scharfes Haushaltsmesser und einen offenen Weidenkorb bereithalten, damit Sie auch einmal schnell zwischendurch leckere Kräuter zum Kochen holen können. Plastiktüten sind nicht geeignet: Darin welken die Kräuter schnell und verlieren wertvolle Inhaltsstoffe. Schneiden Sie mit dem Messer vorsichtig die Pflanzenteile ab. Sie sollten sie nicht abrupfen, dadurch werden die Pflanzen nur unnötig beschädigt, was eine spätere Ernte verringern kann. Härtere oder verholzte Zweige wie bei Thymian, Rosmarin oder Salbei schneiden Sie am besten mit einer Schere oder einer scharfen Gartenschere ab. Falls es möglich ist, sollten Sie die Kräuter ernten, wenn sie sauber sind, es also am Vortag geregnet hat. Die Pflanzen enthalten darüber hinaus die meisten ätherischen Öle am Vormittag, wenn der Morgentau gerade verdunstet ist. Eine Ausnahme bilden Kräuter, bei denen die Sämereien geerntet werden, wie z. B. Küm-

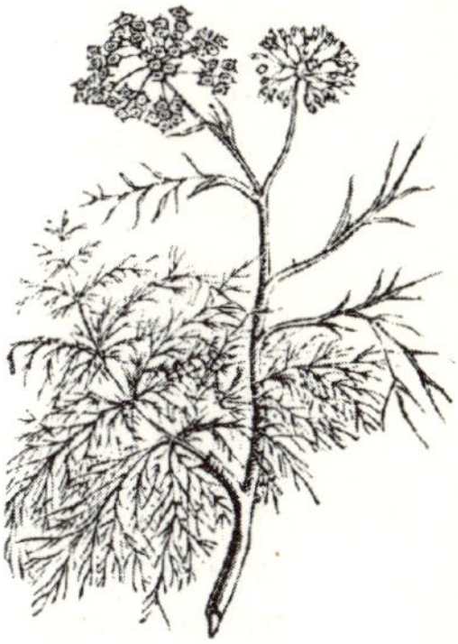

Kümmel

mel, Koriander, Anis. Diese sollten Sie zeitig am Morgen ernten, wenn die Früchte noch vom Tau feucht sind – dadurch wird der Ertrag größer, weil die Samen noch nicht ausfallen konnten. Schneiden Sie den Fruchtstand mit ausreichend langem Stiel ab, achten Sie sorgfältig darauf, dass dabei möglichst wenige Samenkörnchen verloren gehen. Legen Sie hierzu ein Baumwolltuch in den Erntekorb.

Wildkräuter sammeln

Wer einmal Geschmack an den vielfältigen Gaumenfreuden der Kräuter gefunden hat, sollte auch die ihn umgebende Natur mit ganz anderen Augen betrachten. Im Frühjahr und Sommer wird der Blick des Kräuterfans bei jedem Spaziergang vom Weg abweichen und in den Wiesen nach Gewächsen aus dem Gewürz- und Apothekerschrank von Mutter Natur Ausschau halten.

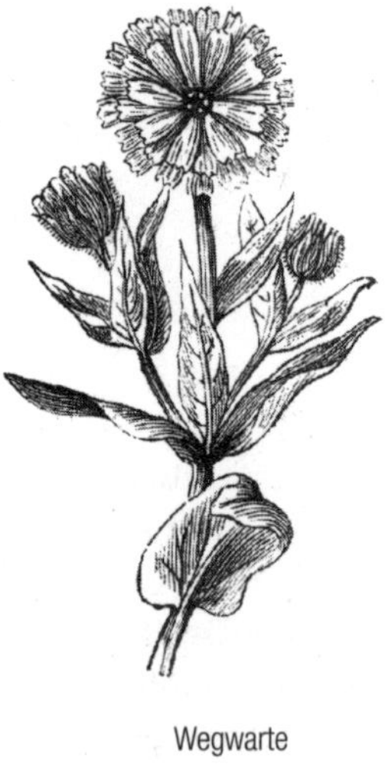
Wegwarte

Warum Wildkräuter sammeln?

Der Geschmack der Wildkräuter ist meist intensiver und herber als der ihrer gezüchteten Verwandten. Zudem enthalten die ursprünglichen Wilden im Gegensatz zu den »zahmen« Gartenkräutern in der Regel mehr wertvolle Inhaltsstoffe.

So ist z. B. der wilde Thymian viel intensiver in seinem Geschmack und seinem Duft als der Gartenthymian, den man im Kräutertöpfchen in fast jedem Supermarkt kaufen kann. Das Gleiche gilt auch für den wilden Borretsch. Auch die Wegwarte aus der Familie der Zichorien hat kaum etwas gemein mit unserem beliebten Radicchiosalat, der den gleichen la-

teinischen Namen trägt. Vor allem die Blätter der Wegwarte werden als Heilkraut verwendet, aber auch deren hübsche hellblaue Blüten kann man sehr schön als besonderen Blickfang zur Dekoration von Speisen anrichten.
Sammeln Sie Ihre Kräuter selbst, haben Sie die Gewissheit, dass die Gewächse nicht mit Pflanzenschutzmitteln behandelt worden sind. Sie kennen den Fundort und wissen, dass die Kräuter garantiert frisch und damit natürlich auch länger haltbar sind, als die vom Händler. Außerdem bieten die Wildpflanzen meist eine größere Auswahl als der eigene Garten. Dadurch steht Ihnen fast die gesamte Schatzkiste der Natur offen. Ganz zu schweigen von dem guten Gefühl, die Zutaten Ihres Tees, die raffinierten Gewürze für Ihr Fünf-Gänge-Menü oder den Aufguss zum Inhalieren mit den eigenen Händen gesammelt und zubereitet zu haben – ein Gefühl, das mit nichts zu vergleichen ist.
Doch nicht erst das Kraut sorgt für Ihr Wohlbefinden, sondern schon die Suche danach. Bei Sonnenschein nach draußen zu gehen, romantische Ecken und Winkel bei der Entdeckungstour ausfindig zu machen und die Kraft der Natur zu spüren, ist Balsam für die Seele. Sie werden dabei Ihnen bisher verborgene Plätze entdecken und Ihre Umwelt ganz neu kennen lernen. Natürlich regt jeder Spaziergang auch Ihren Kreislauf an.

Der beste Zeitpunkt

Die günstigste Zeit zum Sammeln ist im Frühjahr und im Sommer. Die meisten Wildkräuter sollten Sie ernten, wenn sie frisch sprießen und die zarten Triebe noch voller Energie und nicht zu holzig sind. Bei manchen Kräutern müssen Sie jedoch warten, bis sie in voller Blüte stehen. In manchen Fällen, wie z. B. bei der Kamille, sind es die Blüten, in denen sich die wertvollen Wirkstoffe sammeln. Andere Kräuter hingegen können während der ge-

samten Wachstumsperiode gesammelt werden, wie z. B. der Quendel. So hat jedes Kraut seine Zeit und Regeln, die bei der Ernte beachtet werden sollten.
Wie bei Ihrem Kräutergarten zu Haue müssen Sie nicht unbedingt ein Frühaufsteher sein und auch nicht nachts bei Vollmond durch die Wälder streifen, um die begehrten Kräuter zu pflücken. Sie können noch gemütlich frühstücken und sich dann auf die Pirsch begeben. Denn die beste Zeit ist der Vormittag, wenn der Morgentau verdunstet ist und die Pflanzen noch die meisten ätherischen Öle enthalten. Es sollte nur an Sonnentagen gesammelt werden – idealerweise dann, wenn es am Tag vorher geregnet hat und die Pflanzen »gewaschen« sind. Richtige »Kräuterhexen« suchen sich ihre Kräuter nach dem Mondkalender zusammen: Blätter und Blüten zum Trocknen, wenn der Trabant abnehmend ist, Samen direkt nach Vollmond und Wurzeln, wenn er zunimmt.

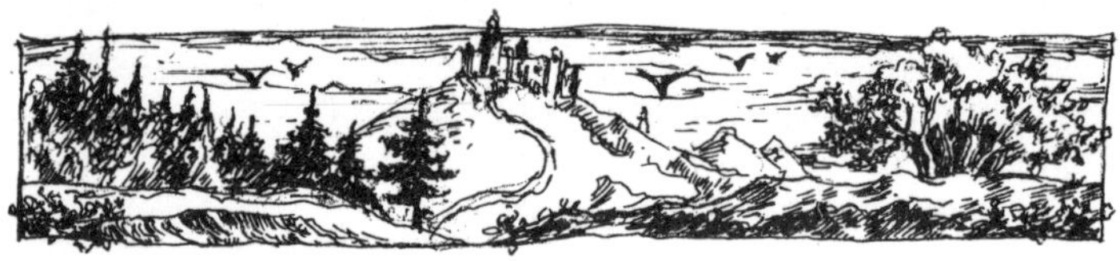

Finden Sie die besten Plätze

Halten Sie Ausschau nach Waldrändern, sonnigen Abhängen, Hecken, Gebüschen und Wiesen, Quellgebieten, Flussufern und Obstgärten. Dort ist die Wahrscheinlichkeit am größten, dass Sie fündig werden. Machen Sie sich vorher vertraut damit, auf welchem Boden sich ein gesuchtes Kraut am wohlsten fühlt. So finden Sie z. B. den feuchtigkeitsliebenden Sauerampfer in der Regel nicht auf einem trockenen Sandboden, sondern eher auf feuchten Wiesen. Achten Sie darauf, keine Pflanzen in der Nähe von bebautem und chemisch behandeltem Ackerland und gedüngten Wiesen zu ernten. Das würde den Vorteil der Wildkräuter in einen belastenden Nachteil umkehren. Ebenso ungeeignet sind die Ränder befahrener Straßen, da die Pflanzen dort viele Schadstoffe der Autoabgase aufnehmen. Wichtig ist also, dass Ihre Wildkräuter nicht mit giftigen Stoffen in Kontakt gekommen und ganz »rein« sind.

Wie werden Wildkräuter gesammelt?

Mit dem Messer können Sie die gewünschten Pflanzenteile gezielt und schonend abschneiden. Vermeiden Sie auf jeden Fall das Ausrupfen der Pflanzen, da es unnötig ist und dies darüber hinaus den Bestand des Krauts gefährden könnte. Zum Pflücken kommen nur die frischen und unversehrten Pflanzenteile in Frage. Faules und Welkes wird gleich stehen gelassen oder entfernt. Verschmutzte, verunreinigte oder staubige Pflanzen sind ebenso tabu. Schließlich dürfen die Kräuter vor dem Trocknen nicht gewaschen werden, um die Inhaltsstoffe zu schonen.

Schutz des Bestandes

Als verantwortungsbewusster Kräuterliebhaber sollten Sie immer nur so viele Pflanzen sammeln, wie Sie für das nächste Jahr benötigen, denn nach zwölf Monaten lässt die Wirksamkeit der Inhaltsstoffe nach. Achten Sie auch darauf, immer genügend Pflanzen und Blätter für die Regeneration des Bestandes und für andere Kräutersammler übrig zu lassen. In der Praxis bedeutet dies, an jeder Stelle nur ein wenig zu pflücken und dann weiter an den nächsten Platz zu ziehen. Wildkräuter sollten niemals ausgegraben, sondern immer noch einige Stängel mit Blättern daran stehen gelassen werden. Schauen Sie auch immer mal wieder auf Ihre Füße, damit Sie keine Pflanzen zertreten.

Entnehmen Sie nie geschützte Pflanzen aus der Natur! Das ist nicht nur verboten, sondern dezimiert auch die ohnehin gefährdeten Bestände. Greifen Sie in diesem Fall lieber auf die gezüchteten Abkömmlinge zurück, oder bestellen Sie sich die Samen bei einem Fachhändler. Im Internet können Sie beispielsweise unter www.wisia.de erfahren, ob die von Ihnen gesuchten Pflanzen geschützt sind.

▸ Achtung, giftig ◂

Sammeln Sie nur Kräuter, die Sie mit absoluter Sicherheit identifizieren können. Viele Pflanzen sehen sich sehr ähnlich, unterscheiden sich aber in ihren Wirkstoffen und der Wirkung auf den Körper erheblich. Schwer wiegende Verwechslungen können sogar zu Vergiftungen führen! Also Finger weg von allem Unbekannten. Ein Pflanzenbestimmungsbuch leistet Ihnen hierbei gute Dienste.

Die richtige Aufbewahrung und Konservierung

Es gibt verschiedene Wege, wie Sie sich den Geschmack und die Heilkräfte Ihrer Kräuter lange bewahren können. Die klassische Methode ist das Trocknen, daneben gibt es noch die sehr effektive Möglichkeit, sie einzufrieren. Als Medizin werden Kräuter darüber hinaus in Salben und Tinkturen (→ Seite 166–167) haltbar gemacht, in der Küche als Öl oder Essig (→ Seite 134–135).

Kräuter trocknen

Die Zweige von Rosmarin, Minze, Thymian oder Lavendel und ähnlichen Gewächsen werden nach der Ernte zu lockeren Sträußen zusammengebunden, jedes Kraut für sich. Hängen Sie die Sträuße an einem luftigen Ort ohne direkte Sonneneinstrahlung zur Trocknung auf. Gute Luftzirkulation ist dabei besonders wichtig, nicht isolierte Dachböden sind ideal. Dekorativ sieht es aber auch im Zimmer aus, wenn ausreichend gelüftet wird. Sie können sich dann den ganzen Tag an den hübschen Sträußen und deren wohltuendem Duft erfreuen.

Aufgehängt trocknen

Damit Kräuter und Wurzeln, die zum Trocknen aufgehängt werden, nicht verstauben, können Sie ein dünnes, grobmaschiges Leinentuch locker darum binden. Achten Sie darauf, dass zu den Wänden mindestens 50 Zentimeter Abstand besteht.

Blätter trocknen

Für die Trocknung von Blättern benötigen Sie einen Rost aus Holz oder Draht. Darauf breiten Sie Küchenkrepppapier oder ein Baumwolltuch aus. Legen Sie die Blätter locker darauf. Wichtig: Sie dürfen sich möglichst nicht berühren bzw. überlagern, sonst dauert die Trocknung länger und die Blätter können faulen oder schimmeln. Damit Schimmel von vorneherein vermieden wird, sollten Sie die Ernte mehrfach, am besten zweimal wöchentlich, wenden.

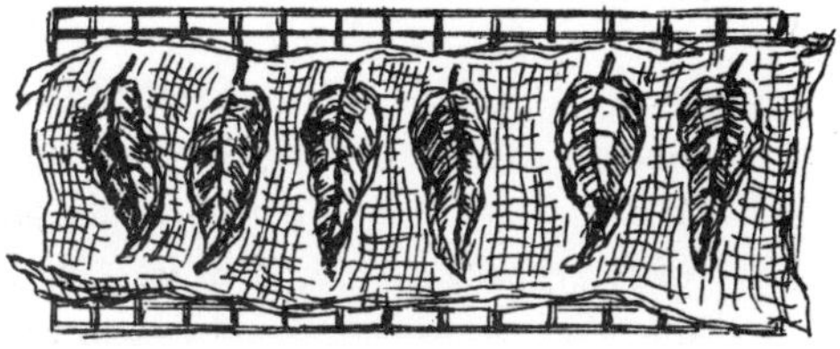

So trocknen Sie Blätter

Der ideale Platz für die Trocknung ist auch hier wieder ein luftiger Platz ohne Sonneneinstrahlung oder ein nicht isolierter

Dachboden. Haben Sie keinen passenden Raum zum Trocknen Ihrer Kräuter, können Sie diese auch in einem spaltbreit geöffneten Ofen oder einem elektrischen Dörrgerät trocknen, wenn es auf eine niedrige Temperatur eingestellt ist.

Blüten und Früchte

Für Blüten eignet sich ebenso der Rost am besten zur Trocknung Wie die Blätter werden die Blüten auf den Rosten ausgebreitet. Die zarten Blüten der Kräuter sind aber besonders empfindlich, deswegen sollten Sie darauf achten, dass sie einzeln liegen und sich nicht berühren, sonst droht Schimmelgefahr. An einem mäßig warmen und luftigen Ort gelingt die Trocknung am besten.

Damit die Blätter und die Blüten beim Trocknen nicht staubig werden, können Sie an den vier Ecken des Rosts senkrecht Stöckchen befestigen und darüber ein grobmaschiges, dünnes Leinentuch locker auflegen.

Früchte werden ebenfalls auf einem Rost getrocknet. Große Früchte wie die Hagebutte werden vorher klein geschnitten. Kleine Vertreter wie die Beeren des Weißdorns können im Ganzen getrocknet werden.

Wichtig!

Waschen Sie die Kräuter vor dem Trocknen nicht, sonst besteht erhöhte Gefahr, dass sie schimmeln oder verfaulen. Achten Sie also schon beim Sammeln auf saubere Pflanzen.

Sämereien konservieren

Koriander wird zum Trocknen in lockere Bündel gebunden und auf Baumwolltüchern in voller Sonne getrocknet. Fenchel und Kümmel sollten Sie auf einem Rost, der mit Tüchern ausgelegt wurde, an einem schattigen, luftigen und nicht zu warmen Ort trocknen. Damit der Schimmelbildung vorgebeugt wird, müssen Sie auch hier mehrfach wenden. Anis hingegen sollten Sie locker gebündelt an einem luftigen, schattigen und trockenen Platz aufhängen. Legen Sie eine Plane darunter, um die Samenkörnchen, die bei der Trocknung herausfallen, leicht einsammeln zu können. Zeigt Senf die typische Gelbfärbung der Schoten, wird er in lockeren Gebinden zum Trocknen in voller Sonne auf Planen ausgelegt.

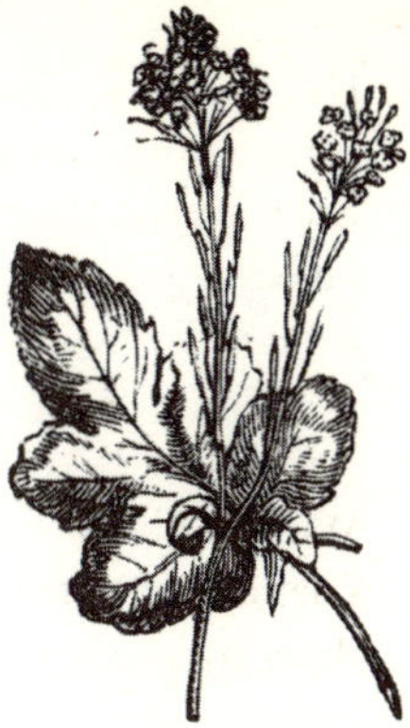
Senfstaude

Getrocknete Wurzeln

Der beste Ort, Wurzeln zu trocknen, ist ebenfalls der nicht abgedichtete Dachboden. Wurzeln werden vor der Trocknung gewaschen und der Länge nach in vier Teile geschnitten. Dann mit einer Nadel auf einen Faden aufziehen, wobei sich die Teile aber nicht berühren sollten, und aufhängen. Sind die Wurzeln dem Augenschein nach trocken, müssen Sie sie klein schneiden und auf dem Rost (→ Seite 60) oder im Backofen bei niedriger Temperatur vollständig trocknen.

Kräuter richtig lagern

Ein Griff in den Schrank und schon haben Sie das passende Kraut parat: Das ist der Idealzustand für jeden Gourmetkoch und alle, die auf die sanfte Hilfe aus der Natur vertrauen. Genauso wichtig wie die sorgsame Trocknung der Kräuter ist auch deren richtige Aufbewahrung.

Man sollte es mit der Vorratshaltung nicht übertreiben, deswegen gilt: Grundsätzlich nie mehr als einen Jahresvorrat sammeln und aufbewahren, da die Kräuter mit der Zeit ihr Aroma und ihre Wirksamkeit verlieren. Die neue Ernte kommt bestimmt und dann gibt es wieder frischen Nachschub. Damit sich keine Restmengen ansammeln und Sie tatsächlich nur die Kräuter vom letzten Jahr verwenden, sollten Sie alle Gläser und Vorratsdosen mit Erntedatum und Inhaltsangabe beschriften – dann besteht auch keine Verwechslungsgefahr.

Trockene Luft

Für alle getrockneten Kräuter gilt: Verarbeiten Sie sie vornehmlich an trockenen Tagen, da ansonsten zu viel Luftfeuchtigkeit mit ins Glas gelangt. Das kann zum Verderben der Kräuter führen.

Zweige

Wenn die Blätter an den Zweigen deutlich knistern, ist es an der Zeit, die getrockneten Zweige vom Dachboden zu holen. Streifen Sie nun die Blätter von den Zweigen, und füllen Sie sie in eine gut schließende Dose oder in ein Twist-off-Glas. Vergewissern Sie sich aber vorher, dass keine faulen oder von Schimmel befallenen Pflanzenteile darunter sind. In einem schönen Glas, vielleicht sogar noch mit einem Schmuckband verziert, sind sie ein hübscher Blickfang in jeder Küche.

Blätter und Blüten

Zur Überprüfung, ob die Blüten ausreichend getrocknet sind, können Sie auch hier den »Knistertest« anwenden. Nach einer genaueren Sichtung auf Fäulnis oder Schimmelbefall während der Trocknung füllen Sie das Trockengut in gut schließende Dosen oder Twist-off-Gläser. Stopfen Sie nicht zu viele Blüten ins Glas, sie sollten locker aufeinander liegend und nicht gequetscht aufbewahrt werden. Anschließend Gläser beschriften!

Sämereien, Früchte und Wurzeln

Die vollständig getrockneten Samen lassen sich über einem sauberen Leinen- oder Baumwolltuch bzw. über einer Papiertüte meist leicht aus den Fruchtständen schütteln. Füllen Sie die Körner danach in gut schließende Gläser.

Früchte können verschlossen aufbewahrt werden, wenn sie richtig fest und hart sind. Wurzeln werden nach dem Trocknen klein geschnitten und in Gläser oder Dosen gefüllt.

► Achtung, Schimmelgefahr! ◄

Verwenden Sie nur saubere Gläser, um Kräuter, Blüten, Samen, Früchte und Wurzeln aufzubewahren!

Kräuter einfrieren

Leider eignen sich nicht alle Kräuter zum Trocknen, manche haben danach ihr schönes Aroma verloren. Die Alternative heißt dann: einfrieren. Am besten eignen sich für diese Methode saftige Kräuter wie z. B. Minze, Dill, Petersilie, Estragon, Majoran, Schnittsellerie und Sauerampfer. So frieren Sie Kräuter ein:

1 Hacken Sie die vorgesehenen Kräuter klein, und füllen Sie sie in einen Eiswürfelbereiter. Wichtig: Bereiten Sie jeweils nur so viele Kräuter vor, wie Sie gleichzeitig verarbeiten können.

2 Füllen Sie nun in jedes Würfelfach auf die Kräuter etwas Wasser, bis diese bedeckt sind.

3 Stellen Sie die Eiswürfelformen in das Gefrierfach.

4 Sind die Kräutereiswürfel fertig, brechen Sie sie aus den Formen heraus. Geben Sie sie in eine beschriftete Tüte. Bei Bedarf geben Sie einen Kräuterwürfel in Ihre Speisen. So können Sie z. B. in einer Kräutersuppe je einen Würfel Dill, Kerbel, Borretsch und Kresse verarbeiten.

Tipps zur Aufbewahrung

Helle Gläser zur Aufbewahrung Ihrer Kräuterschätze sehen zwar hübsch aus, doch die Wirkstoffe verändern sich durch Lichteinfall. Aus diesem Grund sollten Kräuter in durchsichtigen Gläsern im geschlossenen, dunklen Schrank aufbewahrt werden.
Rustikales Flair verbreiten dunkle Gläser, die zu einem hübschen Blickfang in der Küche werden können. Wichtig: Alle Gläser sollten möglichst luftdicht schließen.

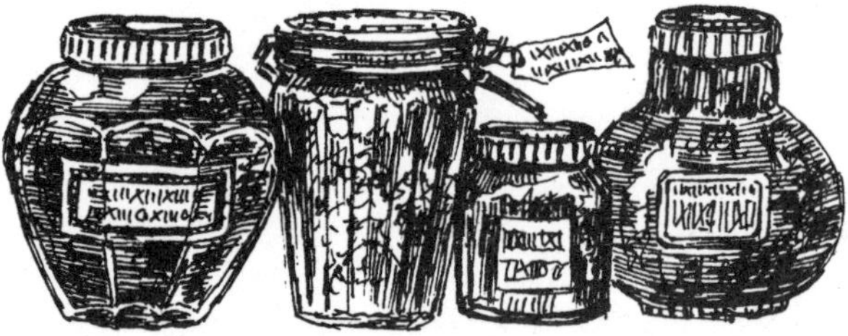

Gefäße für getrocknete Kräuter

In Plastikbeuteln gekaufte, getrocknete Kräuter sollten direkt in dunkle Gläser bzw. glasierte Ton- oder Steingutgefäße gefüllt werden. Kräuter verbreiten nicht nur herrliche Düfte, sie nehmen auch Geruchsstoffe aus der Umgebung an. Deswegen bewahrt man jedes Kraut für sich in einem extra Behälter auf, Ausnahme: speziell zusammengestellte Kräutermischungen.
Sträuße mit frischen Kräutern sehen hübsch auf der Fensterbank aus, doch in der Küche sollten Sie diese Pflanzen nicht mehr verwenden. Es scheint verlockend und praktisch, sich den Vorrat für eine Woche zu pflücken und nur eine Armlänge entfernt griffbereit zu haben, doch wenn Ihnen frische Kräuter zur Verfügung stehen, sollten Sie aufgrund des größeren Aromas diese erst kurz vor der Verwendung pflücken.

Achtung Giftpflanzen!

Wer Heilkräuter selbst sammelt, muss sich bewusst machen, dass sie bei weitem nicht nur harmloses Grünzeug sind. Pflanzen, die sich zum Verwechseln ähnlich sehen, können ganz gegensätzliche Wirkungen haben. Kundige und erfahrene Pilzsammler sind sich dieser Problematik schon lange bewusst, trotzdem machen sich jedes Jahr wieder Laien auf die Suche nach schmackhaften Pilzen und bezahlen dies im schlimmsten Fall nicht selten mit dem Leben, weil sie etwa den harmlosen Champignon mit dem ähnlich aussehenden, aber gefährlichen Knollenblätterpilz verwechselt haben.

Auch bei Kräutern gibt es diese Verwechslungsgefahr, manche Giftkräuter locken durch ihr ansprechendes Äußeres, knallige Blüten oder leuchtende Früchte. Gerade Kinder verfallen leicht diesem schönen Schein.

Äußerst gefährlich sind beispielsweise die Herbstzeitlose, deren Verzehr zu Erbrechen, Durchfall, Lähmungen, Schock und Herz-Kreislauf-Versagen führen kann oder die Tollkirsche mit ihrer glänzend schwarzen Frucht: Bereits einige Beeren können Halluzinationen und Herzrasen verursachen.

Harmloser Löwenzahn

Doch auch bekannte und scheinbar harmlose Pflanzen, wie z. B. der nützliche Löwenzahn (→ Seite 177), enthalten giftige Substanzen. Während die jungen Blätter der Pusteblume zu einem leckeren Salat verarbeitet werden können, ist der Milchsaft in Stängeln und älteren Blättern giftig. Wer größere Mengen davon isst, kann Bauchschmerzen, Durchfall, Brechreiz und selten einen Kollaps bis hin zu Herzrhythmusstörungen bekommen. Der bloße Hautkontakt mit dem Milchsaft kann bereits allergische Reaktionen auslösen.

Die richtige Menge und Zubereitung

Zahlreiche der in alten Heilpflanzenbüchern genannten Kräuter fallen in die Kategorie »Giftpflanzen«. Dass sie dennoch häufig angewendet wurden, liegt daran, dass viele dieser Mittel in der richtigen Dosierung durchaus Linderung und sogar Heilung bei Krankheiten bringen können. Ein klassisches Beispiel hierfür ist der Rote Fingerhut. Bereits zwei oder drei getrocknete Blätter können tödlich sein. Häufig treten nach seiner Einnahme auch Herzrhythmusstörungen und Halluzinationen auf. Doch gerade diese Wirkung des Roten Fingerhuts auf das Herz machte ihn bereits im Mittelalter zu einer häufig verwendeten Heilpflanze bei Herzbeschwerden. Richtig dosiert kann er Leben retten. Allerdings ist dabei immer zu bedenken, dass die Anteile der Wirkstoffe in den Pflanzen stark variieren, während in industriell hergestellten Mitteln die Menge immer gleich ist.

Zurzeit blüht das Interesse an diesen Gewächsen wieder auf, weil ihre berauschende Wirkung wiederentdeckt wurde. Gerade Jugendliche experimentieren mit diesen natürlichen »Glücklichmachern«, so auch mit der Engelstrompete. Da die Folgen der Einnahme dieser Drogen nicht im geringsten abzuschätzen sind, bleiben schwerwiegende und langfristige Schäden oft nicht aus.

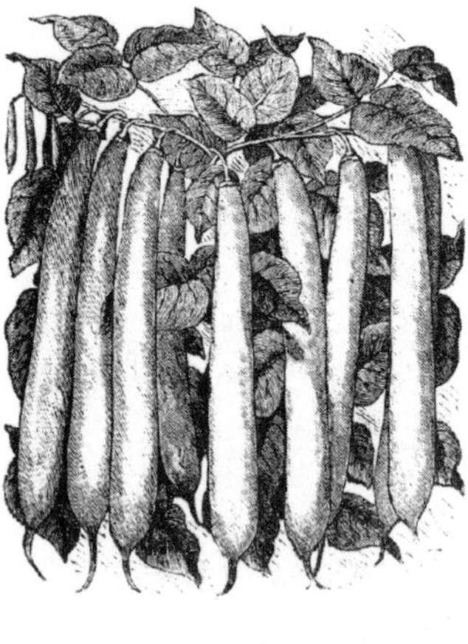

Wachsbohne

Eine beträchtliche Anzahl Pflanzen sind an sich giftig und erst eine bestimmte Zubereitungsart macht sie für den Menschen bekömmlich. Ein klassischer Vertreter dieser Pflanzengruppe ist die Grüne oder Gartenbohne, die roh als sehr giftig eingeordnet wird. In den Bohnenhülsen und den Samen befindet sich das Protein Lectin, das erst durch Kochen zerstört wird, beim bloßen Trocknen aber erhalten bleibt. Schon der Verzehr weniger Samen und Hülsen reicht aus, um Bauchschmerzen, Erbrechen, sogar blutige Durchfälle, Fieber und Krämpfe bis hin zum Schock auszulösen.

Schnelle Hilfe

Beratung am Nottelefon und Internetinfos (auch Übersichten über giftige Pflanzen) bekommen Sie z. B. von:

✆ Informationszentrale gegen Vergiftungen der Universität Bonn, Tel. 0228-19240, Internet: www.meb.uni-bonn.de/giftzentrale

✆ Giftnotruf Berlin, Tel. 030-19240, www.giftnotruf.de/pflanzen.htm

✆ Vergiftungsinformationszentrale, Allgemeines Krankenhaus Wien, Tel. +43-1-4064343, Internet: www.akh-wien.ac.at/viz/

✆ Schweizerisches Toxikologisches Informationszentrum Zürich, Tel. +41-1-2515151, Internet: www.toxi.ch

Im Falle einer Vergiftung sollten Sie sofort einen Arzt bzw. eines der im Kasten genannten Zentren anrufen. Für eine schnelle Hilfe benötigt der Arzt folgende Informationen:

- Name, Telefonnummer und Adresse
- Wer ist betroffen? Wie alt, wie schwer, Geschlecht?
- Was (Name der Pflanze) und wie viel wurde verzehrt?
- Wann ist dies passiert?
- Die Symptome und was wurde bereits unternommen?

Kräuter in der Küche

Kochen und Essen machen Freude – mit Kräutern noch mehr. Ganz einfache Standardgerichte werden zu raffinierten Speisen: Schlichte Salzkartoffeln lassen sich durch Thymian in eine Köstlichkeit verwandeln. Kräutersoßen geben Speisen ungeahnte Raffinesse. Hühnchen mit Estragon schmeckt exotischer als so manches fremdländische Gericht.

Ob leichte Küche, deftiger Braten oder schmeichelnde Süßspeise, für jedes Gericht ist ein passendes Kraut gewachsen. Testen Sie einfach aus, welche Kräuter Ihnen am besten schmecken, und legen Sie sich von diesen einen ausreichenden Vorrat an. Thymian, Basilikum, Petersilie, Dill, Bohnenkraut, Salbei und andere Kräuter gibt es mittlerweile auch ganzjährig im Topf zu kaufen, sodass Sie bei Bedarf einfach einige Blätter abzupfen und in den Kochtopf geben oder das Gericht damit garnieren.

Das Auge isst mit

Verschönern Sie Ihre Kochkreationen doch einmal mit den Blüten von Gänseblümchen, Dill, Kapuzinerkresse oder Veilchen. Besser sieht es in einem Gourmet-Restaurant auch nicht aus.

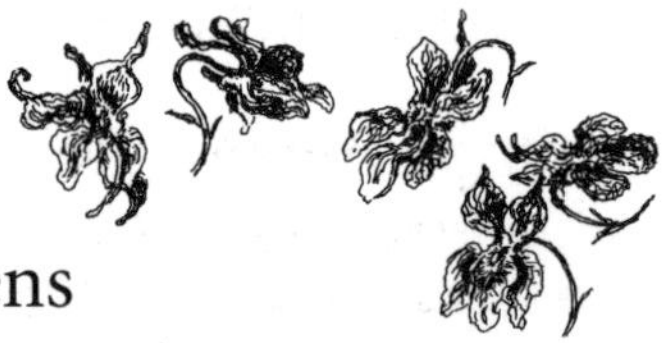

Die Kunst des Würzens

Würzen heißt nicht einfach, von allem etwas in den Kochtopf zu geben. Würzen ist eine Kunst – eine, die leicht zu erlernen ist, wenn Sie mit Freude an die Sache herangehen. Erfahrungsgemäß passen bestimmte Kräuter besser zu der einen als zu der anderen

Speise. An diese Regeln müssen Sie sich beim Experimentieren nicht unbedingt halten. Doch ist es sicher empfehlenswert, wenn Sie sich erst an außergewöhnliche Kombinationen wagen, nachdem Sie die Standardzubereitungen ausprobiert haben.
Wenn Ihnen das Würzen mit Kräutern noch nicht so vertraut ist, sollten Sie langsam an die Sache herangehen. Bevor Sie eine Speise im Enthusiasmus verwürzen, sollten Sie lieber mehrmals hintereinander eine kleine Prise dazugeben und zwischendurch immer wieder abschmecken. Bleiben Sie anfangs lieber ein wenig unter der im Rezept angegebenen Menge, nachwürzen ist immer noch möglich – aber ein Zuviel des Guten ist nur selten korrigierbar.
Stehen Ihnen frische Kräuter zur Verfügung, sollten diese immer Ihre erste Wahl sein, da hier Aroma und Geschmack viel intensiver als bei konservierten Kräutern sind. Empfindliche Pflanzen, also solche mit einem hohen Wassergehalt wie z. B. Basilikum, Löffelkraut, Kresse und Dill gibt man erst kurz vor Ende der Garzeit in den Kochtopf. Sie würden sonst verkochen und ihre wertvollen Aromastoffe verlieren.
Um Kräuter zu waschen, dürfen sie nicht »gebadet« werden: Dadurch würden die wertvollen wasserlöslichen Stoffe verloren gehen. Besser ist es, das Kraut kurz unter fließendem Wasser abzuspülen und anschließend vorsichtig trockenzutupfen.

Vorkochen und aufwärmen

Während einige Speisen frisch am besten schmecken, bringen andere ihren Geschmack erst richtig zur Geltung, wenn sie ordentlich »gezogen« haben. Darunter fallen z. B. Tomatensoße und Ratatouille. Diese Gerichte können Sie guten Gewissens vorkochen und am nächsten Tag noch einmal servieren: Sie schmecken dann noch viel aromatischer.

Regionale Unterschiede

Mit welchem Kraut eine Speise gewürzt wird, ist eine Sache des individuellen Geschmacks. Ihr persönlicher Geschmack wurde wahrscheinlich durch die traditionellen Essgewohnheiten Ihrer Region geprägt und durch spätere Geschmackserlebnisse erweitert und manchmal auch verändert. Die typischen Speisen einer Region oder eines Landes haben sich aus den dort zur Verfügung stehenden Lebensmitteln und den Lebensumständen entwickelt. Ergänzt wurden sie häufig auch durch kulturelle Einflüsse von Nachbarländern oder durch Eroberungen.

In den meisten Teilen Deutschlands werden traditionell eher schwere Speisen gegessen: Fette Braten, gepökeltes und geräuchertes Fleisch. Dementsprechend haben Pfeffer, Kümmel, Majoran, Quendel, Petersilienwurzel, Zwiebeln, Schnittlauch, Dill oder Fenchel vor allem die Aufgabe, das Essen bekömmlicher zu machen.

Auch in Spanien stehen häufig schwere Mahlzeiten auf dem Speiseplan. Fettes Fleisch wie Hammel, Krabben sowie eine Vielzahl anderer Meeresfrüchte gehören zu einer typisch spanischen Mahlzeit und zu allem eine ordentliche Portion Öl. Dem muss sich das Würzen anpassen: Roter Pfeffer und Safran bringen die Verdauungssäfte zum Fließen. Ansonsten finden die typischen mediterranen Kräuter Verwendung.

Die italienische Küche verwendet hauptsächlich Knoblauch, Zwiebel, Lorbeer, Pfefferschoten, Basilikum, Rosmarin, Salbei, Majoran, Thymian, Petersilie, Gewürznelken neben Gewürzen wie Pfeffer, Salz, Muskat und Zimt. Angerichtet werden damit die unterschiedlichsten Speisen: Über Pasta, Polenta und Reis bis hin zu Fleisch, Fisch und Meeresfrüchten. Gerade die italienische Kochkunst hat großen Einfluss auf unsere heutigen Kochgewohnheiten. Spaghetti sind fast schon zu einem deutschen Nationalgericht geworden und natives Olivenöl fehlt in nahezu keinem Haushalt mehr.

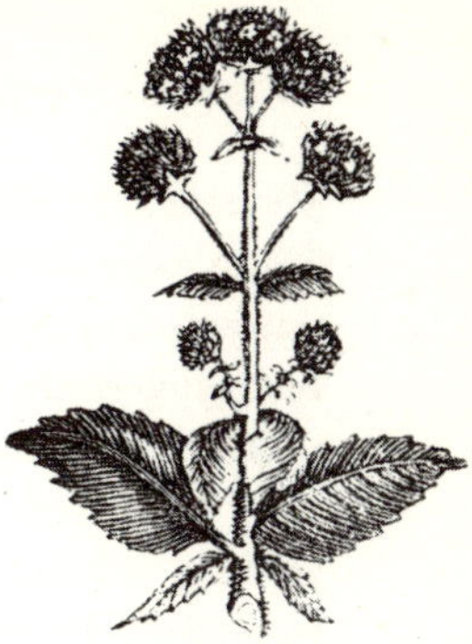

Majoran

Außerhalb Europas

Ganz anders wird z. B. im fernen Indien gekocht, wo Reis, Brotfladen und würzige Soßen zum Küchenalltag gehören: Dort wird besonders kraftvoll gewürzt, die Speisen sind oft sehr scharf. Zimt, Nelken, Kardamom, Pfeffer und Chili sind typische indische Gewürze. Milchspeisen und Jogurt werden mit Minze mild verfeinert und sind dadurch eine angenehme Erfrischung in der Hitze des Subkontinents. Das warme Klima in vielen Regionen Indiens bietet Krankheitserregern einen idealen Nährboden, mit der Folge, dass die Speisen schnell verderben können. Kräuter und Gewürze helfen, dem entgegenzuwirken und bieten den Keimen Paroli. Scharfe Gewürze regen bereits im Mund den Fluss der Verdauungssäfte an und der Stoffwechsel wird in Gang gebracht. Das in der indischen Küche häufig verwendete Nelkenöl hat eine desinfizierende Wirkung und unterstützt dadurch Magen und Darm. Kokosmilch und -mark sollen den Speisen wieder etwas von der Schärfe nehmen, das kennen Sie vielleicht vom Besuch eines indischen oder thailändischen Restaurants.

Ein typisches Beispiel für die Verbindung unterschiedlichster regionaler Essgewohnheiten ist die Cajun-Küche – die traditionelle Küche der US-amerikanischen Südstaaten. Hier vermischen sich französische mit afrikanischen Traditionen und mit dem regionalen Angebot an Lebensmitteln und Speisen. Schalen- und Krustentiere mit exotischen Würzmischungen gebraten, Okra – ein Schotengemüse aus Afrika – mit Paprikaschoten, Zwiebeln und Hühnchen, immer pikant gewürzt.

Welches Gewürz und Kraut passt wozu?

Die folgende Übersicht gibt Ihnen einen kleinen Einblick in die Vielfalt der Verwendungsmöglichkeiten von Kräutern und Gewürzen in der Küche.
Natürlich sind die Geschmäcker verschieden, und das Wichtigste dabei ist, es selbst auszuprobieren!

Anis

Verwendete Teile	Ganze oder gemahlene Samen
Fleisch	–
Fisch	Kochfisch
Ei und Käse	Kräuteromelette
Beilagen	–
Gemüse	Rotkohl, Möhren, Gurken
Soße	Kräutersoßen, Obstsoßen
Suppe	Obstsuppen
Salat	Obstsalate
Dessert	Süßer Reis, Pudding, Grießpudding, Kompott
Gebäck	Weihnachtsgebäck, Anisplätzchen, Pfefferkuchen, Kuchen
Extras	Tee, Kräuterlikör, Anisschnaps
Geschmack	Sehr aromatisch und erfrischend, gemahlen leicht süßlich
Gesundheitlicher Nutzen	Beugt Blähungen vor und regt die Gallenbildung an, wodurch schwere Gerichte bekömmlicher sind

Basilikum

Verwendete Teile	Frische oder getrocknete Blätter

Fleisch	Schmeckt zu jeder Fleischart, besonders, wenn das Fleisch gegrillt oder gebraten wurde, auch zu Salat und Wurst
Fisch	Alle Fischarten und Meerestiere
Ei und Käse	Passt gut zu Käsespeisen, z. B. Mozzarella
Beilagen	Kartoffeln, Nudeln, Reis, sowohl gekocht und als Salat
Gemüse	Mediterranes Gemüse, Tomaten, Auberginen, Wirsing, Kohl, Erbsen, Pilze, Kohlrabi, weiße Bohnen, Gurken
Soße	Mediterrane Soßen, Salat-, Braten-, Sahne-, Käsesoße, Vinaigrette
Suppe	Gemüse-, Erbsen-, Bohnen-, Tomaten-, Zwiebelsuppe, Rinder- und Hühnerbrühe
Salat	Passt zu fast allen Salaten
Dessert	–
Gebäck	–
Extras	Kräuteressig, Kräuterbutter, Kräutermayonnaise, Tee
Geschmack	Sehr aromatisch und würzig, wird sofort herausgeschmeckt
Gesundheitlicher Nutzen	Regt den Appetit an und unterstützt die Fettverdauung
Anmerkungen	Passt gut zu Tofu

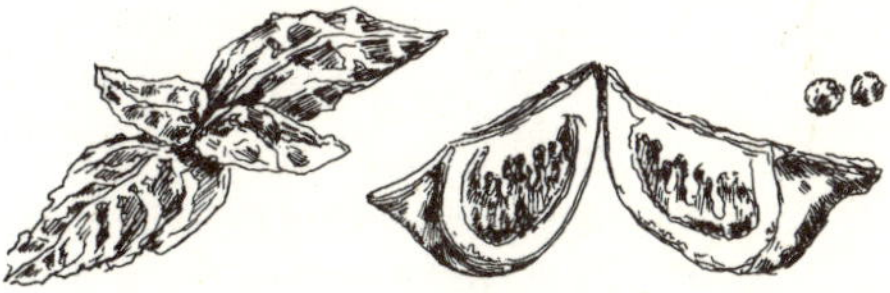

Beifuß

Verwendete Teile	Frische oder getrocknete junge Triebe
Fleisch	Deftige Speisen, fettes Fleisch aller Art, z. B. Gans

Fisch	Gekochter Karpfen, Aal
Ei und Käse	–
Beilagen	Kartoffeln, Kartoffelpuffer
Gemüse	Deftige Eintöpfe, z. B. mit Weißkohl, Wirsing, Kohlrüben
Soße	Kräutersoße
Suppe	Kräuter-, Kartoffel-, Zwiebelsuppe
Salat	–
Dessert	–
Gebäck	–
Extras	Kräutermayonnaise, Schmalz, Kräuteressig
Geschmack	Aromatisch und bitter
Gesundheitlicher Nutzen	Regt die Bildung von Magensaft an, macht die Speisen leichter verdaulich, besonders fette Gerichte
Anmerkungen	–

Bohnenkraut

Verwendete Teile	Frische oder getrocknete Blätter
Fleisch	Steaks, Braten, Wurst und Salat vom Rind, Schwein, Kalb
Fisch	Passt zu allen Fisch- und Meerestierarten, die gegrillt und gebraten werden
Ei und Käse	–
Beilagen	Kartoffeln gebraten, Kartoffelsalat, -püree, -puffer
Gemüse	Grüne Bohnen, Erbsen, Linsen, Sauer- und Weißkohl, Gurken, Pilze
Soße	Kräutersoßen
Suppe	Erbsen-, Linsen- und Bohnensuppe, Kartoffelsuppe

Salat	Bohnen-, Rote Bete-, Gurken- und Blattsalate
Dessert	–
Gebäck	Käsestangen, Salzbrezeln
Extras	Kräutermayonnaise
Geschmack	Pfeffrig frisch, leichte Thymiannote
Gesundheitlicher Nutzen	Gegen Blähungen und Magen-Darm-Beschwerden
Anmerkungen	Passt gut zu Tofu

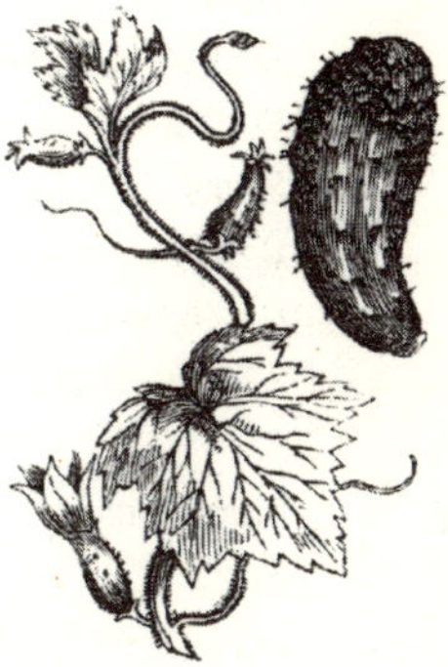

Borretsch

Verwendete Teile	Frische Blätter und Blüten
Fleisch	Rind, Lamm, Hammel
Fisch	Kalter Fisch, Sushi
Ei und Käse	Eiersalat
Beilagen	Kartoffeln, Spätzle, Nudeln
Gemüse	Tomaten, Pilze, Spinat, Kohl, Weiße Bohnen
Soße	Sahne-, Senf-, Tomaten- und Kräutersoße
Suppe	Tomaten- und Kartoffelsuppe
Salat	Kartoffel-, Gurken- und Eiersalat
Dessert	Borretschblüten als Garnitur
Gebäck	–
Extras	Kräuterbutter, -essig
Geschmack	Kann wegen seines Geschmacks einen Teil des Pfeffers ersetzen, leicht aromatisch
Gesundheitlicher Nutzen	Regt die Bildung von Bauchspeicheldrüsensekret an, macht die Speisen dadurch besser verdaulich und beugt Blähungen vor
Anmerkungen	Eignet sich nicht zum Trocknen

Dill

Verwendete Teile	Frische junge Triebe, getrocknete Blüten und Samen
Fleisch	Rind, Schwein, Lamm, Hammel, Huhn, Pute
Fisch	Gekochter Lachs, Forelle, Aal, Krabben
Ei und Käse	Omelette, Spiegelei, gekochte Eier
Beilagen	Kartoffeln, Spätzle, Nudeln
Gemüse	Erbsen, Möhren, Pilze, Kohlrabi, Spargel, Blumenkohl
Soße	Bratensoße, Kräuter-, Salat- und Dillsoße
Suppe	Gemüse-, Bohnen-, Kartoffel- und Fischsuppe
Salat	Gurken-, Tomaten-, Blatt- und Kartoffelsalat
Dessert	–
Gebäck	Kräuterbrot, Käsegebäck
Extras	Kräuterbutter, -essig, -likör
Geschmack	Aromatisch und frisch, unverwechselbar
Gesundheitlicher Nutzen	Macht die Gerichte besser verdaulich
Anmerkungen	Gut geeignet für Frühlingsquark

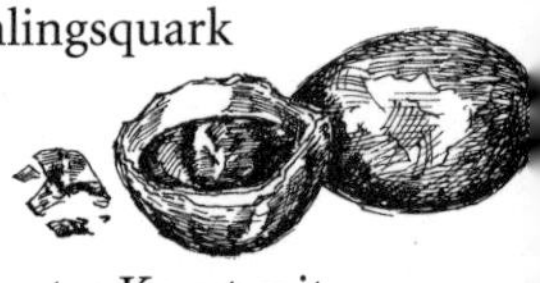

Dost

Verwendete Teile	Frisches oder getrocknetes Kraut mit Blüten
Fleisch	Rind, Kalb, Schwein, Gans, Ente
Fisch	Seefisch
Ei und Käse	Omelette, Käsegerichte
Beilagen	Kartoffeln, Nudeln
Gemüse	Erbsen, Linsen, Bohnen, Sauerkraut
Soße	Salatsoße

Suppe	Eintöpfe
Salat	Gegarte Salate aus z. B. Zucchini, Tomaten, Paprikaschoten
Dessert	–
Gebäck	Pikantes Gebäck wie z. B. Pizzaröllchen
Extras	Essig
Geschmack	Sehr aromatisch, dem des Majoran ähnelnd
Gesundheitlicher Nutzen	Unterstützt die Fettverdauung
Anmerkungen	Verbreitete Wildpflanze, die auch in etlichen schönen Zuchtformen erhältlich ist

Estragon

Verwendete Teile	Frische oder getrocknete Blätter
Fleisch	Kalb, Hammel, Lamm, Rind, Schwein, Huhn, Pute, Gans, Wild
Fisch	See- und Süßwasserfisch in allen Zubereitungsarten
Ei und Käse	Omelette, Spiegelei
Beilagen	Kartoffeln, Nudeln, Spätzle, Reis
Gemüse	Möhren, Bohnen, Linsen, Sellerie, Kürbis
Soße	Braten-, Salat-, Kräutersoße und Béarnaise
Suppe	Kartoffel-, Fischsuppe
Salat	Tomaten-, Gurken-, Blatt- und deftige Salate
Dessert	–
Gebäck	Kräuterbrot
Extras	Kräuterbutter, Kräuteressig
Geschmack	Süßlich würzig, leichte Anisnote
Gesundheitlicher Nutzen	Entschlackend, harntreibend, blutreinigend
Anmerkungen	Gut geeignet zum Einlegen von Gurken

Fenchel

Verwendete Teile	Frisches und getrocknetes Kraut und die Samen
Fleisch	Gebratenes und gegrilltes Huhn
Fisch	Gekochter Karpfen und Barsch, alle Krustentiere
Ei und Käse	Omelette, Spiegelei, gekochtes Ei
Beilagen	–
Gemüse	Möhren, Rote Bete, Gurken, Sauerkohl, Chicorée
Soße	Gemüse-, Geflügel- und Fischsoßen
Suppe	Fleisch-, Brot-, Gurkensuppe
Salat	Gurken-, Möhren-, Blattsalate
Dessert	Pudding, Griesbrei
Gebäck	Weihnachtsgebäck, Lebkuchen, Pfefferkuchen, Brot
Extras	Kräuteressig, Likör
Geschmack	Würzig und leicht süß, aromatisch, etwas von Dill und Anis
Gesundheitlicher Nutzen	Wirkt Blähungen entgegen und macht Gerichte bekömmlicher
Anmerkungen	Passt auch hervorragend zu pikanten Quarkspeisen

Kerbel

Verwendete Teile	Frisches Kraut
Fleisch	Rind, Kalb, Schwein, Lamm, Huhn, Pute
Fisch	See- und Süßwasserfisch
Ei und Käse	Omelette, Spiegelei, gekochtes Ei
Beilagen	Kartoffeln, Nudeln, Spätzle, Reis
Gemüse	Tomaten, Erbsen, Spinat

Soße	Fleisch-, Fisch-, Kräuter- und Salatsoße
Suppe	Kräutercreme-, Tomaten-, Fisch-, Käse- und Kartoffelsuppe
Salat	Tomaten-, Kartoffel-, Blatt- und Champignonsalat
Dessert	–
Gebäck	–
Extras	Kräuterquark, Kräuterbrot, Kräutermayonnaise, Kräuterbutter und -marinaden, zur Dekoration
Geschmack	Frisch, etwa zwischen Petersilie und Anis
Gesundheitlicher Nutzen	Verdauungsfördernd, harntreibend
Anmerkungen	Hervorragend für klare Suppen und Brühen geeignet

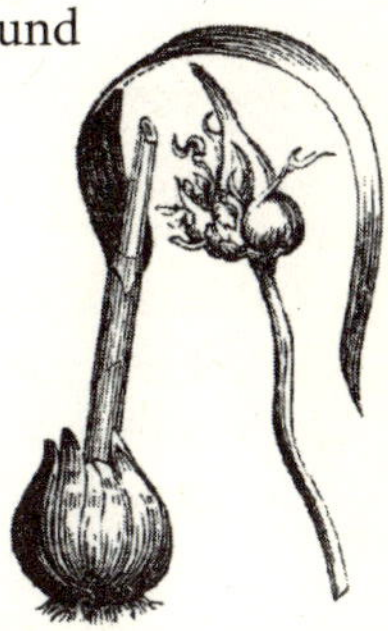

Knoblauch

Verwendete Teile	Knoblauchzwiebel
Fleisch	Passt zu allen Fleischsorten
Fisch	Süß- und Seewasserfisch
Ei und Käse	Omelette, Käsegerichte
Beilagen	Nudeln, Spätzle, Reis, Kartoffeln
Gemüse	Tomaten, Auberginen, Zucchini, Paprikaschoten, Spinat, Bohnen, Pilze, Kohl, Blumenkohl, Brokkoli, Rosenkohl
Soße	Tomaten-, Braten-, helle Soße, Salat-, Kräuter-, Knoblauchsoße
Suppe	Cremesuppen, Gemüse-, Tomaten-, Kartoffel-, Nudelsuppe
Salat	Blatt-, Gurken-, Tomaten-, Bohnen-, deftiger Salat
Dessert	–

Gebäck	Knoblauchbrot, Kräuterbrot
Extras	Kräuterbutter, Knoblauchbutter, Kräuterquark, Zaziki, Knoblauchöl, Kräuteröl, Knoblauchessig, Kräuteressig, Marinaden
Geschmack	Typischer, zwiebelig-würziger, scharfer Geschmack, der Geruch wirkt auf einige Menschen unangenehm oder aufdringlich
Gesundheitlicher Nutzen	Regt die Verdauung an, lindert Blähungen, wirkt cholesterinsenkend, entzündungshemmend
Anmerkungen	Knoblauch ist eine klassische Zutat in vielen mediterranen Gerichten und aus unserer Küche kaum noch wegzudenken

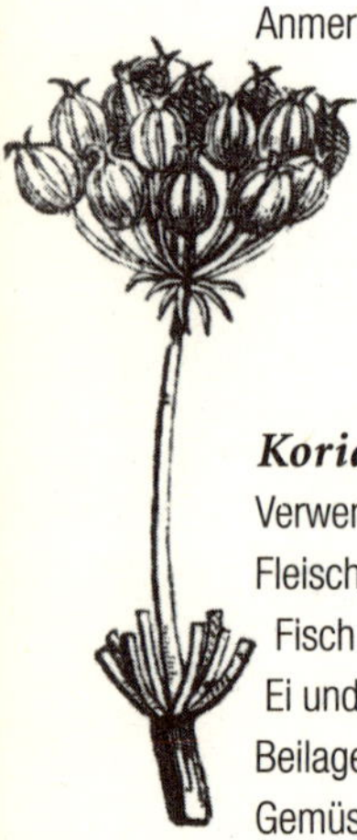

Koriander

Verwendete Teile	Frische Blätter, ganze oder gemahlene Samen
Fleisch	Rind, Schwein, Hammel, Lamm, Wild
Fisch	Gekochter Süß- und Salzwasserfisch
Ei und Käse	Omelette, Spiegelei, gekochtes Ei
Beilagen	Gekochte oder Brat-Kartoffeln
Gemüse	Bohnen, Linsen, Rosenkohl
Soße	Kräuter- und Salatsoße
Suppe	Eintöpfe, Brotsuppe, Obstsuppe
Salat	Blattsalat
Dessert	Obstkompott
Gebäck	Pfefferkuchen, Lebkuchen, Brot
Extras	Kräuterbutter, -mayonnaise, Currymarinaden

Geschmack	Würzig und bitter, aromatisch
Gesundheitlicher Nutzen	Appetitanregend, vermindert Blähungen
Anmerkungen	Das frische Kraut ist gut geeignet für die asiatische und russische Küche; die gemahlenen Früchte sind wichtiger Bestandteil des Currypulvers

Kresse

Verwendete Teile	Frische Blättchen
Fleisch	Rind, Kalb, Schwein, Huhn
Fisch	Süß- und Seewasserfisch
Ei und Käse	Omelette, Spiegelei, Käsegerichte
Beilagen	Kartoffeln
Gemüse	–
Soße	Salatsoße, helle Soße
Suppe	Tomaten-, Kräuter-, Kartoffelsuppe
Salat	Blatt-, Tomaten-, Radieschen-, Gurkensalat, deftige Salate
Dessert	In kleinen Mengen in Obstsalat
Gebäck	–
Extras	Kräuterquark, -butter, als Brotbelag, zur Garnierung
Geschmack	Frisch-scharf, leicht säuerlich
Gesundheitlicher Nutzen	Sehr hoher Vitamin-C-Gehalt
Anmerkungen	Die geschmacksverwandte Kapuzinerkresse kann annähernd gleich verwendet werden, bildet dazu aber noch wunderschöne Blüten aus, die als Dekoration verwendet werden können; die unreifen Früchte der Kapuzinerkresse können in Essig und Salz wie Kapern eingelegt werden

Kümmel

Verwendete Teile	Samen
Fleisch	Hammel, Lamm, Rind, Kalb, Schwein, Wild, insgesamt fettes Fleisch
Fisch	–
Ei und Käse	Käsegerichte, z. B. im hessischen Handkäs' mit Musik
Beilagen	Kartoffeln
Gemüse	Kohl, Sauerkraut, Rote Bete
Soße	Bratensoße
Suppe	Kartoffel-, Brot-, Kohlsuppe, z. B. Irish Stew
Salat	Rote Rübensalat, Radischen, Kohl
Dessert	–
Gebäck	Brot, Brötchen, Brezeln
Extras	Pikante Quarkspeisen, Kümmellikör
Geschmack	Sehr würzig, unverwechselbar
Gesundheitlicher Nutzen	Wirkt sehr gut gegen Blähungen
Anmerkungen	In Österreich in vielen Brotsorten

Liebstöckel

Verwendete Teile	Frische oder getrocknete Blätter
Fleisch	Rind, Schwein, Huhn, Pute, Gans
Fisch	Gekochter Süß- und Seewasserfisch
Ei und Käse	Omelette, gekochte Eier
Beilagen	Kartoffeln, Reis
Gemüse	Kohlrabi, Spargel, Blumenkohl, Brokkoli, Bohnen, Linsen, Erbsen
Soße	Braten- und Kräutersoßen
Suppe	Tomaten-, Sellerie-, Bohnen-, Linsen- und Kartoffelsuppe, Blumenkohl-Cremesuppe

Salat	Tomaten-, Blattsalat
Dessert	Junge Stängel können wie Angelica kandiert werden
Gebäck	–
Extras	Kräuteressig, -butter, -mayonnaise
Geschmack	Sehr würzig, wird auch Maggikraut genannt
Gesundheitlicher Nutzen	Unterstützt die Verdauung
Anmerkungen	Besonders geeignet für Eintöpfe

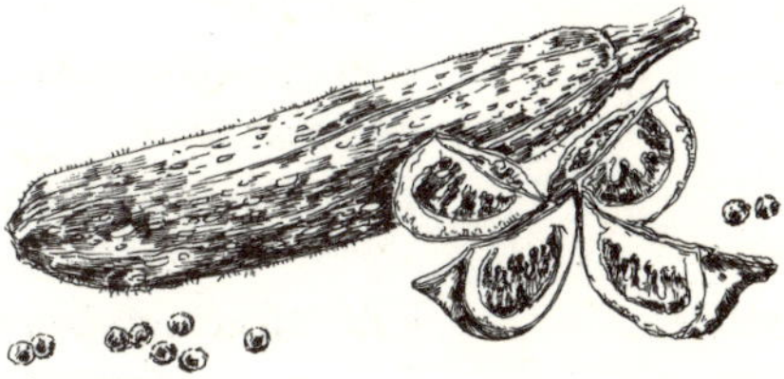

Majoran

Verwendete Teile	Frische oder getrocknete Blätter
Fleisch	Rind, Kalb, Schwein, Hammel, Lamm, Gans, Ente
Fisch	Fischsalat, Meeresfrüchtesalat
Ei und Käse	Omelette, Spiegelei, gekochtes Ei, Käsespeisen
Beilagen	Kartoffeln, Nudeln, Spätzle, Reis
Gemüse	Erbsen, Linsen, Bohnen, Tomaten, Pilze
Soße	Tomaten-, Kräutersoße
Suppe	Tomaten-, Gemüse-, Linsen-, Erbsen-, Bohnen- und Kartoffelsuppe
Salat	Rote Rüben-, Gurkensalat
Dessert	–
Gebäck	Pikantes Gebäck wie Käsegebäck, Pizzaröllchen etc.
Extras	Kräuteressig

Geschmack	Sehr würzig, leicht süßlich
Gesundheitlicher Nutzen	Unterstützt die Fettverdauung und Nierentätigkeit, krampflösend
Anmerkungen	In vielen Wurstsorten verarbeitet

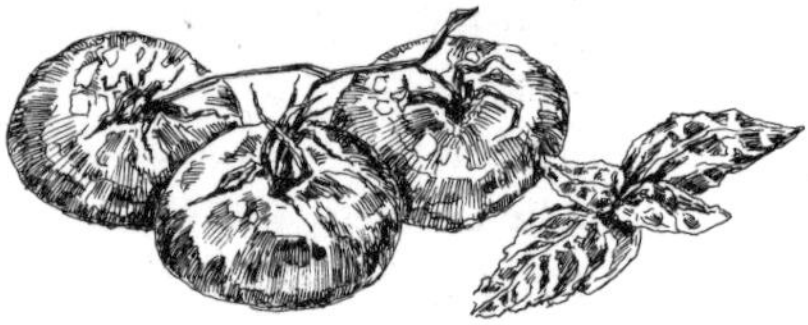

Melisse

Verwendete Teile	Frische und getrocknete junge Triebe und Blätter
Fleisch	Kalb, Schwein, Lamm, Huhn, Wild
Fisch	See- und Süßwasserfisch
Ei und Käse	Omelette, Spiegelei, Käsespeisen
Beilagen	Reis
Gemüse	Blumenkohl, Brokkoli, Erbsen, Möhren, Gurken, Tomaten, Pilze, Sellerie
Soße	Kräuter- und Salatsoße
Suppe	Kräuter- und Obstsuppe
Salat	Gurken-, Champignon-, Tomaten- und Blattsalat
Dessert	Überall, wo ein würzig-zitroniges Aroma passt
Gebäck	–
Extras	Kräuterbutter, -mayonnaise, -essig, -likör, Marinade, Melissenkaltgetränk
Geschmack	Aromatisch und erfrischend
Gesundheitlicher Nutzen	Regt den Appetit an, wirkt gegen Blähungen, krampflindernd, beruhigend
Anmerkungen	Ergibt einen erfrischenden Tee für heiße Sommertage

Petersilie

Verwendete Teile	Frische oder getrocknete Blätter
Fleisch	Rind, Kalb, Hammel, Lamm, Huhn, Pute
Fisch	See- und Süßwasserfisch
Ei und Käse	Omelette, Spiegelei, gekochtes Ei, Käsegerichte
Beilagen	Kartoffeln, Nudeln, Spätzle, Reis
Gemüse	Alle Gemüse- und Pilzsorten
Soße	Braten-, Kräuter-, Fischsoße
Suppe	Nudel-, Gemüse-, Erbsen- und Kräutercremesuppe
Salat	Passt zu allen Salaten
Dessert	–
Gebäck	Kräuterbrot
Extras	Kräuterquark, -butter, -mayonnaise, Garnierung
Geschmack	Sehr würzig, scharf
Gesundheitlicher Nutzen	Regt die Verdauung an
Anmerkungen	Enthält viel Vitamin C und Kalium

Pfefferminze

Verwendete Teile	Frische und getrocknete Blätter
Fleisch	Roastbeef, Lamm
Fisch	Gekochter Süß- und Seewasserfisch
Ei und Käse	–
Beilagen	–
Gemüse	Bohnen, Tomaten
Soße	Pfefferminz-, Kräutersoße
Suppe	Erbsen-, Bohnensuppe
Salat	Obstsalate
Dessert	Mehlspeisen

Gebäck	Minzplätzchen, Minzfüllungen
Extras	Pfefferminzlikör und Bowle
Geschmack	Sehr aromatisch und erfrischend
Gesundheitlicher Nutzen	Regt den Appetit an, macht schwere Speisen leichter
Anmerkungen	Ein wichtiges Kraut in der englischen Küche

Pimpinelle

Verwendete Teile	Frische, seltener getrocknete Blätter
Fleisch	Fleischsalate mit klarer Soße
Fisch	Gekochter Fisch
Ei und Käse	Hart gekochte Eier, Omelette, Käsegerichte
Beilagen	Kartoffeln
Gemüse	Blumenkohl, Brokkoli, Rosenkohl
Soße	Helle Soßen
Suppe	Creme-, Kräutersuppen, leichte Eintöpfe
Salat	Alle Blattsalate, Gurken-, Tomaten-, Bohnensalat
Dessert	–
Gebäck	–
Extras	Kräuterquark, Kräuterbutter
Geschmack	Frisch-würzig
Gesundheitlicher Nutzen	Blutstillend, adstringierend, antiseptisch
Anmerkungen	Pimpinelle ist eine Augenweide im Garten und in Wiesensträußen

Quendel

Verwendete Teile	Frische und getrocknete Blätter
Fleisch	Fettes Fleisch, Rind, Schwein, Hammel, Lamm, Gans, Wild

Fisch	Gekochter und gebratener Fisch
Ei und Käse	Omelette, Käsegerichte
Beilagen	Kartoffeln
Gemüse	Pilze, Tomaten, Zucchini, Auberginen, Paprikaschoten, Bohnen
Soße	Tomatensoße, Bratensoße, helle Soße
Suppe	Kartoffelsuppe, Bouillon
Salat	Als frisches Kraut in Blattsalat, deftige Salate
Dessert	–
Gebäck	In pikantem Gebäck wie Käsegebäck, Pizzaschnecken etc.
Extras	Als frisches Kraut in Kräuterquark, -butter
Geschmack	Sehr aromatisch und bitter
Gesundheitlicher Nutzen	Unterstützt die Fettverdauung
Anmerkungen	Quendel kann genau wie Thymian verwendet werden, da er aus der gleichen Familie stammt und einen ähnlichen Geschmack hat

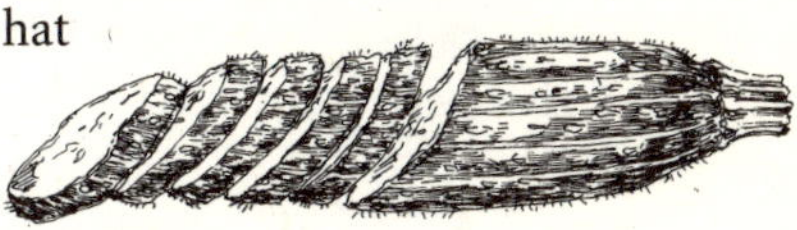

Rosmarin

Verwendete Teile	Frische und getrocknete Blätter und Triebe
Fleisch	Rind, Kalb, Schwein, Hammel, Lamm, Huhn, Wild
Fisch	See- und Süßwasserfisch
Ei und Käse	Omelette, Spiegelei
Beilagen	Kartoffeln, Nudeln, Spätzle
Gemüse	Zucchini, Tomaten, Paprikaschoten, Bohnen, Auberginen, Pilze, Weißkohl

Soße	Tomaten-, Salat- und Kräutersoßen
Suppe	Tomaten-, Fisch-, Pilzsuppe, Gulasch
Salat	Frisches Kraut für Tomaten-, Sellerie-, Blatt-, Fischsalat
Dessert	–
Gebäck	–
Extras	Kräuteressig, Marinaden, Garnierung
Geschmack	Sehr würzig
Gesundheitlicher Nutzen	Regt den Appetit an
Anmerkungen	Wichtiger Bestandteil für Kräuter der Provence

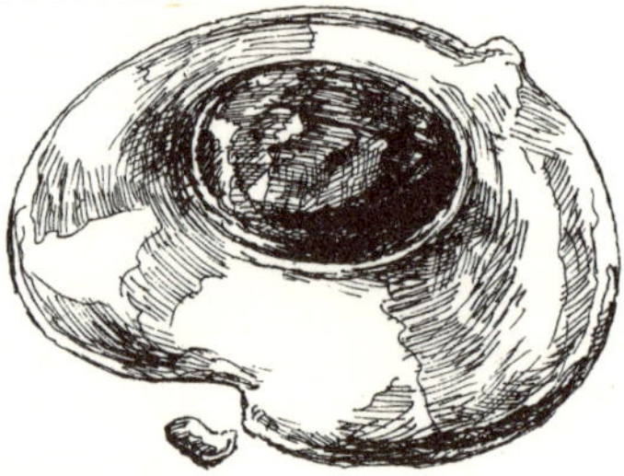

Salbei

Verwendete Teile	Frische und getrocknete Blätter
Fleisch	Ente, Gans, Huhn, Pute, Rind, Kalb, Schwein, Hammel, Lamm, Wild
Fisch	Süß- und Seewasserfische
Ei und Käse	Omelette, Spiegelei, Käsegerichte
Beilagen	Nudeln, Spätzle
Gemüse	Tomaten, Zwiebeln, Erbsen, Linsen, Bohnen
Soße	Kräuter-, Butter-, Salbeisoße
Suppe	Fischsuppe
Salat	Kalbfleisch-, Fischsalat
Dessert	–
Gebäck	–

Extras	Kräuteressig, -butter
Geschmack	Sehr würzig, unverkennbar
Gesundheitlicher Nutzen	Unterstützt die Verdauung, Salbeitee, -bonbons und -honig gegen gereizte obere Atemwege
Anmerkungen	Bestimmte Salbeisorten sind in vielen Seifen als Duftstoff enthalten

Schnittlauch

Verwendete Teile	Frische oder tiefgefrorene Blätter
Fleisch	Rind, Schwein, Hammel, Lamm, Huhn, Pute
Fisch	Süß- und Seewasserfisch
Ei und Käse	Omelette, Käsespeisen
Beilagen	Kartoffeln, Nudeln, Spätzle
Gemüse	Tomaten, Pilze, Blumenkohl, Rosenkohl
Soße	Tomaten-, Braten-, Salat-, Kräutersoßen, helle Soßen
Suppe	Kräutercreme-, Gemüsecreme-, Sahne-, Tomaten-, Erbsensuppe, Gulasch
Salat	Passt zu fast allen Salaten
Dessert	–
Gebäck	–
Extras	Kräuterquark, -essig, -butter, als Brotbelag
Geschmack	Frisch, scharf-zwiebelig
Gesundheitlicher Nutzen	Verdauungsfördernd, appetitanregend
Anmerkungen	Enthält viel Vitamin C

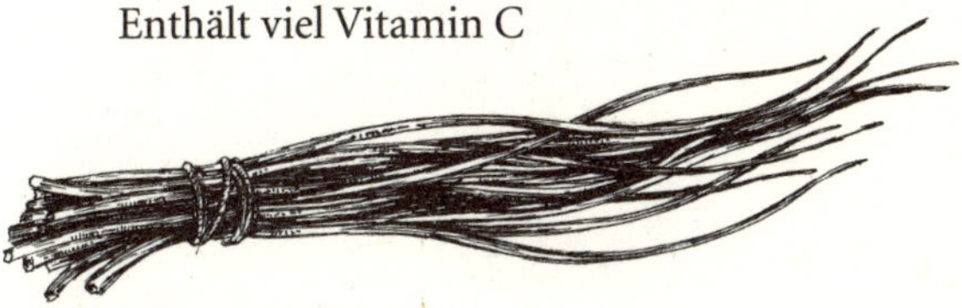

Sellerie

Verwendete Teile	Frische oder getrocknete Blätter, die frische Knolle
Fleisch	Rind, Schwein, Huhn, Pute
Fisch	Gekochter Süß- und Seewasserfisch
Ei und Käse	Omelette, Käsegerichte
Beilagen	Kartoffeln, Nudeln, Spätzle, Reis
Gemüse	Tomaten, Paprika, Zwiebeln
Soße	Bratensoße, helle Soße
Suppe	Tomaten-, Kartoffel-, Nudel-, Reis-, Hühnersuppe, Sellerie ist ein Teil des Wurzelgemüses, das man für die meisten Arten von Bouillon und Braten verwendet
Salat	Deftige Salate
Dessert	–
Gebäck	–
Extras	Kräuterquark, zum Dippen mit Quark, Kräutermayonnaise
Geschmack	Salzig-würzig, nicht zu verwechseln
Gesundheitlicher Nutzen	Harntreibend bei Blasen und Nierenleiden
Anmerkungen	Sellerieknollen können geschält, in fingerdicke Scheiben geschnitten, blanchiert und paniert wie Schnitzel gegessen werden

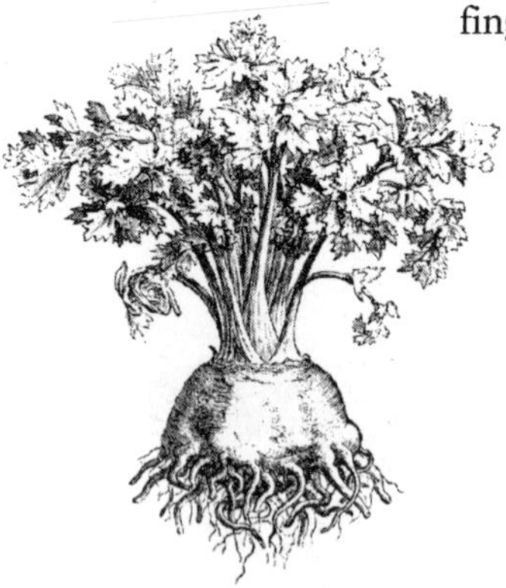

Thymian

Verwendete Teile	Frische oder getrocknete Blätter
Fleisch	Passt zu jedem Fleisch
Fisch	Süß- und Seewasserfisch
Ei und Käse	Omelette, Spiegelei, Käsegerichte
Beilagen	Kartoffeln, Nudeln, Spätzle, Reis
Gemüse	Erbsen, Linsen, Bohnen, Tomaten, Paprika, Pilze, Wirsing, Rosenkohl, Blumenkohl, Brokkoli
Soße	Braten-, Fisch-, Tomaten-, Salat- und Kräutersoße, helle Soßen
Suppe	Tomaten-, Bohnen-, Linsen-, Erbsen-, Kräuter-, Kartoffelsuppe, helle Cremesuppen
Salat	Frisches Kraut für Tomaten-, Bohnen-, Sellerie-, Kartoffel- und Blattsalate, Fischsalat
Dessert	–
Gebäck	Kräuterbrot
Extras	Frisches Kraut für Kräuterbutter, -essig, -mayonnaise, Marinaden
Geschmack	Sehr aromatisch
Gesundheitlicher Nutzen	Regt Appetit und Verdauung an, hustenlösend
Anmerkungen	Nicht nur wichtiger Bestandteil der mediterranen Küche, sondern auch der Südstaatenküche in den USA

Weinraute

Verwendete Teile	Frische Blätter
Fleisch	Fettes Fleisch, Hammel, Wild
Fisch	Karpfen, Aal

Ei und Käse	Omelette, Käsegerichte
Beilagen	–
Gemüse	Spinat, Pilze, Wirsing, Rosenkohl
Soße	In kleinen Mengen an helle Kräutersoßen
Suppe	In fetten Lamm-, Hammelsuppen
Salat	In kleinen Mengen an frische Blattsalate
Dessert	–
Gebäck	–
Extras	Kräuterquark, -essig, -wein
Geschmack	Scharf, frischwürzig
Gesundheitlicher Nutzen	In medizinischen Produkten gegen Rheuma- und Gichtleiden
Anmerkungen	Kann bei Berührung zu allergischen Reaktionen bei hautempfindlichen Personen führen

Ysop

Verwendete Teile	Frische oder getrocknete Blätter
Fleisch	Rind, Kalb, Schwein, Hammel, Gans
Fisch	Krabben
Ei und Käse	Käsegerichte
Beilagen	Kartoffeln
Gemüse	Bohnen, Tomaten, Sellerie
Soße	Salat-, Kräutersoße
Suppe	Bohnen-, Tomaten-, Kartoffelsuppe
Salat	Tomaten-, Sellerie-, Bohnen- und Kartoffelsalat
Dessert	–
Gebäck	–
Extras	Kräuterquark, -mayonnaise

Geschmack	Aromatisch
Gesundheitlicher Nutzen	Appetitanregend, unterstützt die Verdauung, schweißregulierend
Anmerkungen	Schöne Gartenstaude

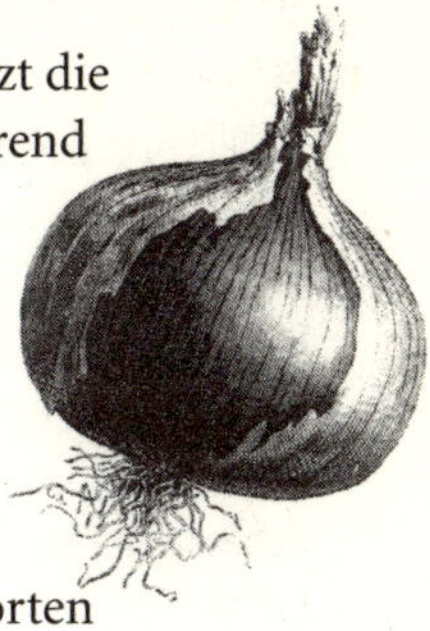

Zwiebel

Verwendete Teile	Zwiebel, Blätter
Fleisch	Schmeckt zu allen Fleischsorten
Fisch	Süß- und Seewasserfisch
Ei und Käse	Omelette, Käsegerichte
Beilagen	Kartoffeln, Nudeln, Spätzle, Reis
Gemüse	Tomaten, Bohnen, Erbsen, Linsen, Spinat, Kohl, Pilze, Auberginen, Zucchini, Paprikaschoten
Soße	Tomaten-, Braten-, helle Soße, Salat-, Kräutersoße
Suppe	Rindfleisch-, Hühner-, Creme-, Gemüsesuppe, Bouillon, Gulasch-, Zwiebelsuppe
Salat	Blatt-, Tomaten-, Gurkensalat, deftige Salate
Dessert	–
Gebäck	Zwiebelbrot, Zwiebelkuchen
Extras	Kräuterbutter, Kräuterquark, Marinaden
Geschmack	Streng, typischer lauchartiger Geschmack
Gesundheitlicher Nutzen	Appetitanregend, verdauungsfördernd, wirkt antibakteriell
Anmerkungen	Die Heimat der Zwiebel ist unbekannt; sie wurde in Ägypten schon vor Jahrtausenden kultiviert und von den Römern nach Mitteleuropa eingeführt

Kochen und Backen mit Kräutern

Kräuter ermöglichen es Ihnen, Ihre Speisen in zahllosen Varianten zuzubereiten. Würzige Pflanzen wecken die Freude am Experimentieren und regen die Fantasie an, wenn es um die Planung der Speisekarte für den nächsten Tag geht. Kochen muss Spaß machen, sonst wird es zur lästigen Pflicht – Kräuter halten die Freude am Kochen lebendig und machen neugierig auf jedes neue Gericht, das auf den Teller kommt.

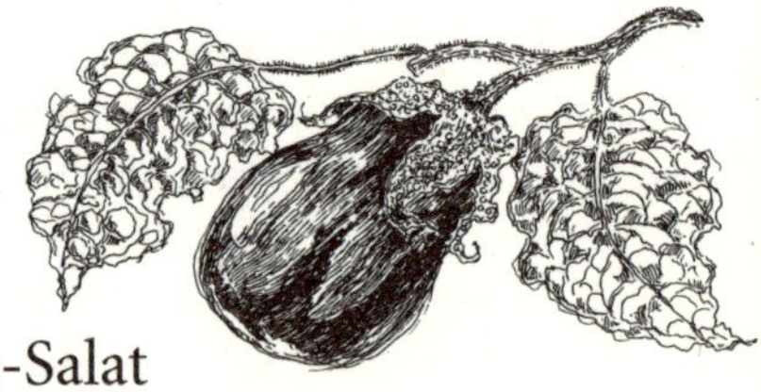

Vorspeisen

Auberginen-Tomaten-Salat

Zutaten für 4 Personen

1 große Aubergine (geputzt, halbiert, in feine Scheiben geschnitten)
Salz
4 EL Olivenöl
2 EL frische Korianderblätter (grob gehackt)
5 Tomaten (vom Strunk befreit, geachtelt)
Salz, Pfeffer
1 EL Zitronensaft
Etwas Zucker
1 Korianderzweig zum Garnieren

Zubereitung

1 Auberginenscheiben salzen und 10 Minuten in einem Sieb ziehen lassen.

2 Das Backblech mit 1 Esslöffel Öl einpinseln. Die abgetropften Auberginenscheiben gleichmäßig darauf verteilen und im Backofen bei 220 Grad (200 Grad Umluft) ca. 8–12 Minuten je Seite bräunen.

3 Koriander, Tomaten und das restliche Öl zu den abgekühlten Auberginenscheiben in eine Schüssel geben. Mit Salz, Pfeffer, Zitronensaft und Zucker abschmecken und mit einem Korianderzweig garniert servieren.

Tomaten mit Mozzarella

Zutaten für 4 Personen

500 g Tomaten, Cocktail- oder Eiertomaten (vom Strunk befreit, in Scheiben geschnitten)
2 Päckchen Mozzarella
3 EL Olivenöl
Pfeffer, Salz
1 Bund frisches Basilikum

Zubereitung

1 Tomaten auf eine große Platte fächerförmig verteilen.
2 Mozzarella abtropfen lassen, in dünne, gleichmäßige Scheiben schneiden und zwischen die Tomatenscheiben schieben.
3 Gut mit Olivenöl beträufeln und mit Pfeffer und Salz würzen.
4 Basilikumblätter vorsichtig von den Stielen zupfen, eventuell klein rupfen und auf der Platte mit den Tomaten und dem Käse verteilen.

Mini-Calzone

Zutaten für 12 bis 16 Stück

1 Pizza-Grundteig
(Rezept → Seite 154)
4 EL Olivenöl
1 kleine Zwiebel (fein gehackt)
100 ml Tomatenmark
1 TL frische Kräuter der Provence (Rosmarin, Thymian, Majoran, gehackt)
1/2 TL Zucker
3 EL geriebener Parmesan
Salz, Pfeffer
1 Ei

Zubereitung

1 Pizzateig ausrollen, mit einem runden Förmchen Teigplatten ausstechen.
2 Olivenöl in einer Pfanne erhitzen, Zwiebelwürfel darin glasig dünsten. Tomatenmark, Kräuter und Zucker kurz mitschmoren. Vom Feuer nehmen, Parmesan untermischen, salzen und pfeffern.
3 Backofen auf 220 Grad (200 Grad Umluft) vorheizen. Ei und 2 Esslöffel Wasser verrühren, den Rand der Teigkreise rundherum damit einpinseln. Auf die untere Hälfte der Teigkreise je einen Teelöffel der Paste geben, Teigkreise zuklappen und den Rand gut andrücken.
4 10 Minuten goldbraun backen.

Kräutertoasties mit Käsedip

Zutaten für 4 Personen

Für die Toasties

8 Scheiben Toastbrot

90 g zerlassene Butter

1/4 TL Salz

1/8 TL gemahlener Pfeffer

1/4 TL Zwiebelpulver

1/2 TL Thymian

1 TL Mohn

1 TL Sesam

Für den Käsedip

200 g Blauschimmelkäse

60 g weiche Butter

1 EL Weißwein

2 TL frische Minze (gehackt)

1 TL frischer Rosmarin (gehackt)

250 g saure Sahne

Salz, Pfeffer

Zubereitung

1 Toastscheiben mit zerlassener Butter bestreichen. Salz, Pfeffer, Zwiebelpulver, Thymian, Mohn und Sesam mischen und die Toastscheiben damit bestreuen. Jede Toastscheibe zweimal diagonal durchschneiden, sodass je 4 Dreiecke entstehen.

2 Im vorgeheizten Ofen bei 200 Grad (180 Grad Umluft) auf einem Blech goldbraun toasten.

3 Alle Dip-Zutaten zu einer glatten Paste verarbeiten und mit Salz und Pfeffer abschmecken. In einem oder mehreren Schälchen mit den noch warmen Kräutertoasties als Vorspeise servieren.

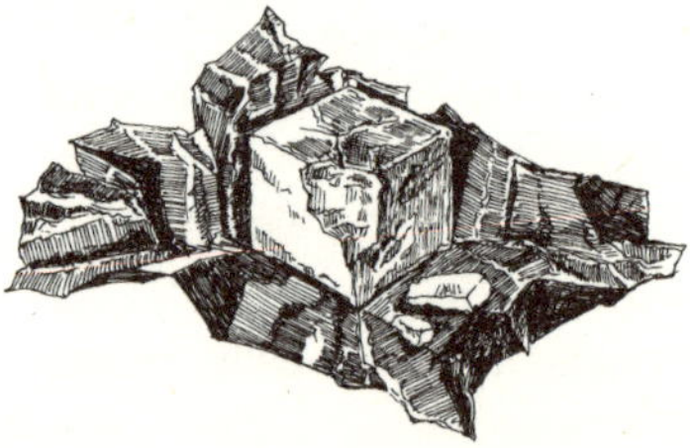

Kräuter-Crossis

Zutaten für 4 Personen

1/2 Baguettebrot vom Vortag

400 g reife Tomaten

3 EL Olivenöl

1 Knoblauchzehe (geschält, zerdrückt)

2 TL Tomatenmark

Zubereitung

1 Brot in ca. 2 Zentimeter dicke Scheiben schneiden und auf ein Backblech legen.

2 Die Haut der Tomaten oben kreuzförmig einschneiden, unten den grünen Strunk entfernen. Einen kleinen Topf mit Wasser zum Kochen bringen, die Tomaten nacheinander kurz blanchieren, mit einem Löffel herausnehmen und noch warm die Haut abziehen. Tomaten dann würfeln.

3 In einer Pfanne das Olivenöl erhitzen, Tomatenwürfel mit Knoblauch und dem Tomatenmark anschwitzen, die frischen Kräuter zugeben, mit Pfeffer, Salz und Zucker abschmecken. Die Sardellen untermischen und vom Herd nehmen.

1/4 TL Kräuter der Provence (Rosmarin, Thymian, Majoran, gehackt)
Pfeffer, Salz, Zucker
1 Gläschen Sardellen (abgetropft, gehackt)
Frisches Basilikum zum Garnieren

4 Die Weißbrotscheiben im Backofen vorgrillen, bis sie hellgoldbraun sind.

5 Das Blech herausnehmen und die Tomaten-Masse auf die Toasts verteilen, noch einmal 3 Minuten überbacken. Mit Basilikumblättern garnieren.

Frittierter Salbei

Zubereitung

1 Mehl, Gewürze, Eier und 3 Esslöffel Wasser in einer Schüssel zu einem glatten, dickflüssigen Teig verarbeiten.

2 Die Fritteuse auf ca. 170 Grad erhitzen.

3 Die Salbeiblätter in den Teig tauchen und etwas abtropfen lassen. In der Fritteuse ca. 5 Minuten backen. Mit dem Sieb herausnehmen und auf Küchenkrepp kurz abtropfen lassen.

Zutaten für 4 Personen

100 g Mehl
Etwas Muskatnuss (gerieben)
Salz, Pfeffer
2 Eier
100 g Salbeiblätter
Fritteuse und Frittierfett

Tipp Schmeckt ausgezeichnet zu frischem Tomatensalat und zu allen mediteranen Gemüsen.

Sauerampfer-Pfannkuchen mit Champignonfüllung

Zutaten für 2 Personen

1 Bund frischer Sauerampfer
60 g Butter
100 g frische Champignons (geputzt, in Scheiben geschnitten)
20 ml Weißwein
Pfeffer, Salz
2 TL Mehl
100 ml Sahne
3 Eier
50 ml Milch

Zubereitung

1 Sauerampfer (2 Blätter für die Dekoration aufheben) waschen, gut abtropfen lassen, von den festen Blattstielen trennen und in feine Streifen schneiden. 1/3 der Butter in einer Pfanne zergehen lassen, Sauerampferstreifen leicht andünsten und beiseite stellen.

2 1/3 der Butter in einem Stieltopf zergehen lassen und die Champignonscheiben andünsten. Wenn sie gar sind, mit dem Weißwein ablöschen, einreduzieren, mit Pfeffer und Salz abschmecken und den Topf vom Herd nehmen. 1 Teelöffel Mehl mit der Sahne gut verrühren und unter die Champignons geben. Unter ständigem Rühren aufkochen und ca. 1 Minute köcheln lassen, beiseite stellen.

3 Die 3 Eier, Milch und das restliche Mehl gut verrühren, mit Pfeffer und Salz würzen. Die Hälfte der restlichen Butter in einer beschichteten Pfanne erhitzen, die Hälfte der Eiermasse dazugeben und bei mittlerer Hitze fast gar backen. Die Oberfläche darf noch nicht fest sein.

4 Die Hälfte des Sauerampfers auf dem Pfannkuchen verteilen und fertig backen.

5 Die Hälfte der Champignonfüllung auf dem Pfannkuchen verteilen, beide Seiten zur Mitte hin einschlagen. Auf einem Teller mit einem frischen Sauerampferblatt anrichten und sofort servieren oder warm stellen.

6 Den zweiten Pfannkuchen genauso herstellen.

Räucherlachs-Röllchen

Zubereitung

1 Käse, Milch, Senf, Zitronensaft und Kräuter zu einer glatten Creme rühren und mit Pfeffer und Salz abschmecken.

2 Aus Mehl, Eiern und Milch einen Pfannkuchenteig herstellen und mit Pfeffer und Salz abschmecken. Etwas Butter in einer Pfanne zerlassen, einen dünnen Pfannkuchen backen und sofort nach dem Backen mit der Käsecreme bestreichen, eine Scheibe Lachs darauf legen und zusammenrollen.

3 7 weitere Röllchen genauso herstellen und jeweils mit einem Dillzweig garniert sofort servieren.

Zutaten für 4 Personen

250 g Doppelrahm-Frischkäse
50 ml Milch oder Sahne
1 TL Senf
1 EL Zitronensaft
1 EL frischer Dill (gehackt)
1 EL frische Zitronenmelisse (gehackt)
Pfeffer, Salz
5 EL Mehl
2 Eier
150 ml Milch
40 g Butter
8 Scheiben Räucherlachs
Dillzweige zum Garnieren

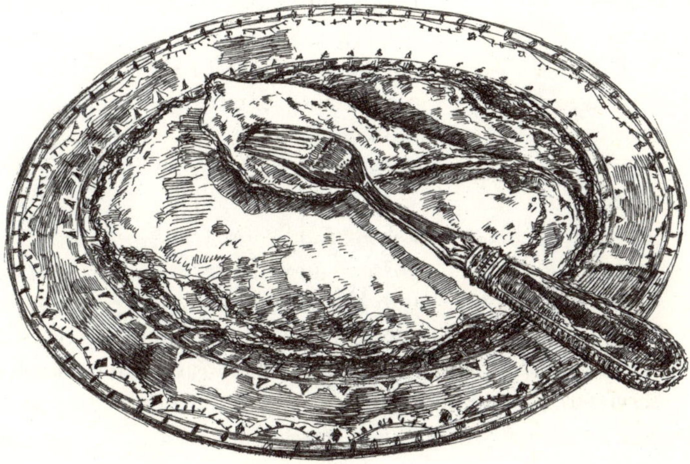

Suppen

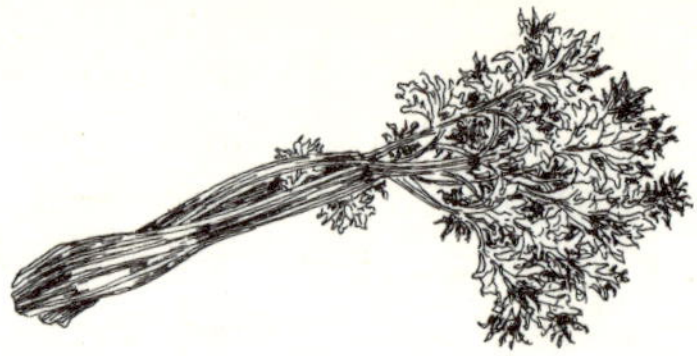

Rinderbouillon

Zutaten für ca. 2 Liter Bouillon

1 kg Suppenfleisch
1 Stück Knollensellerie (geschält)
1/2 Stange Lauch (geputzt)
1 Petersilienwurzel (geschält)
1 Karotte (geschält)
1 Zwiebel (geschält, halbiert)
1 Kräutersträußchen (1 Lorbeerblatt, 5 Petersilienstängel, 2 Zweige Thymian, zusammengebunden)
6 Wacholderbeeren
10 Pfefferkörner
2 Nelken
Salz

Zubereitung

1 Das Fleisch in einem großen Topf mit dem Gemüse, dem Kräutersträußchen, den Gewürzen und 2 1/4 Liter kaltem Wasser aufsetzen und aufkochen, bei mittlerer Hitze ohne Deckel weiterkochen. Schaum, der sich in den ersten 30 Minuten bildet, stets mit einem Seihlöffel abschöpfen. Wenn sich kein Schaum mehr bildet, salzen und mit fast geschlossenem Deckel weitergaren (insgesamt ca. 70 Minuten).

2 Die fertige Brühe durch ein mit einem Mulltuch ausgelegtes Sieb gießen.

3 Bei Bedarf die erkaltete Brühe durch Entfernen der ausgehärteten Fettschicht entfetten.

Hühnerbouillon

Zutaten für ca. 2 Liter Bouillon

1 Suppenhuhn (oder die entsprechende Menge Hühnerklein)
1 Stück Knollensellerie (geschält)
1 Stange Lauch (geputzt)

Zubereitung

1 Das Suppenhuhn gründlich waschen und in einem großen Topf mit dem Gemüse, dem Kräutersträußchen, den Gewürzen und 2 1/4 Liter kaltem Wasser aufsetzen und aufkochen. Bei mittlerer Hitze ohne Deckel weiterkochen. Schaum, der sich in der ersten Stunde bildet, stets mit einem Seihlöffel abschöpfen. Wenn sich kein Schaum mehr bildet, salzen und mit fast geschlossenem Deckel weitergaren (insgesamt ca. 2 1/2 Stunden).

2 Die fertige Brühe durch ein mit einem Mulltuch ausgelegtes Sieb gießen.

3 Bei Bedarf die erkaltete Brühe durch Entfernen der ausgehärteten Fettschicht entfetten.

2 Karotten (geschält)
1 Zwiebel (geschält, halbiert)
1 Kräutersträußchen (1 Lorbeerblatt, 5 Petersilienstängel, 2 Zweige Thymian, zusammengebunden)
6 Wacholderbeeren
10 Pfefferkörner
Salz

Tipp Die Bouillon vom Huhn und Rind dient als Grundlage vieler Suppen (z. B. → Seite 102).

Gemüsebrühe

Zubereitung

1 Gemüse in Öl in einem großen Topf anschwitzen, Kräuter und Gewürze zugeben und mit gut 2 Liter Wasser auffüllen. Aufkochen und 1 Stunde köcheln lassen.

2 Die fertige Brühe durch ein mit einem Mulltuch ausgelegtes Sieb gießen.

Tipp Für Vegetarier dient diese Gemüsebrühe als Grundlage vieler Suppenkreationen.

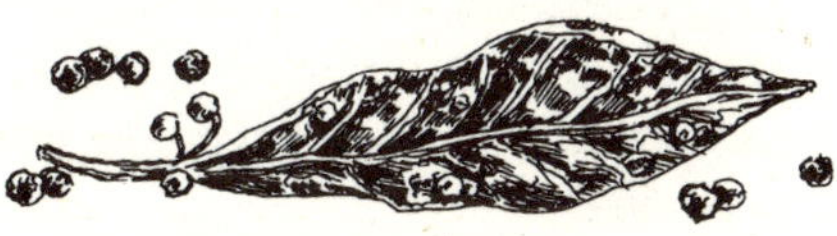

Zutaten für ca. 1,8 Liter Bouillon

400 g Karotten (geschält, gewürfelt)
400 g Sellerie (geschält, gewürfelt)
300 g Lauch (geputzt, in Röllchen geschnitten)
2 Zwiebeln (fein gewürfelt)
4 EL Sonnenblumenöl
1 Kräutersträußchen (1 Lorbeerblatt, 5 Petersilienstängel, 2 Zweige Thymian, zusammengebunden)
10 Pfefferkörner, Salz

Kerbelsuppe

Zutaten für 4 Personen

80 g Butter
2 EL Mehl
650 ml kräftige Brühe
(z. B. Rinder- oder Hühnerbouillon)
3 EL frischer Kerbel (gehackt)
100 ml Sahne
10 ml Weißwein
Pfeffer, Salz
1 Schuss Sherry

Zubereitung

1 Butter in einem Suppentopf zergehen lassen, Mehl zufügen, kurz anschwitzen und unter kräftigem Rühren mit der Brühe ablöschen. Unter ständigem Rühren aufkochen lassen.

2 Kerbel und Sahne zufügen und noch einmal kurz aufkochen, mit Weißwein, Pfeffer, Salz und Sherry abschmecken.

Geminzte orientalische Erbsensuppe

Zutaten für 4 Personen

250 g Palerbsen
5 Schalotten
50 g Butter
1 unbehandelte Zitrone
1 TL Zucker
1 TL Curry
Salz, weißer Pfeffer
500 ml Hühnerbouillon
125 g Crème fraîche
Frische Pfefferminzblättchen

Zubereitung

1 Palerbsen waschen und abtropfen lassen. Schalotten putzen, in dünne Scheiben schneiden.

2 Butter in einem Topf zergehen lassen, Schalotten darin goldbraun dünsten. Etwa $^1/_4$ der Zitronenschale abreiben und zusammen mit Zucker und Curry zu den Schalotten geben.

3 Salz, Pfeffer, Bouillon und Erbsen zufügen und ca. 40 Minuten mit geschlossenem Deckel bei schwacher Hitze köcheln lassen.

4 Die Suppe pürieren, Crème fraîche unterrühren und mit frischen Minzblättchen servieren.

Steinpilzsuppe mit Zitronenmelisse

Zutaten für 4 Personen

1 Karotte (geschält, in Scheiben geschnitten)
1 Stange Lauch (geputzt, in Röllchen geschnitten)
4 Petersilienstängel
1 Stängel Selleriekraut
1 l Hühnerbouillon
500 g Steinpilze (geputzt, in Scheiben geschnitten)
1 Zwiebel (fein gehackt)
2 EL Butter
50 ml trockener Weißwein
150 ml Sahne
1 EL Mehl
Salz, Pfeffer
Etwas Muskatnuss (gerieben)
1 EL Zitronenmelisse (gehackt)
Zitronenmelissenblättchen zum Garnieren

Zubereitung

1 Karotte, Lauch, Petersilienstängel und Selleriekraut mit der Brühe 45 Minuten kochen, dann abseihen. Brühe beiseite stellen.

2 Pilze mit Zwiebeln in Butter anschwitzen, mit Weißwein ablöschen und einreduzieren lassen. Mit der Brühe auffüllen und ca. 20 Minuten leise kochen.

3 Sahne und Mehl verquirlen und unter die Brühe rühren, unter ständigem Rühren 3 Minuten kochen. Mit Salz, Pfeffer und Muskat abschmecken und Zitronenmelisse unterziehen. Als Garnitur einige Melisseblättchen auf die Suppe geben.

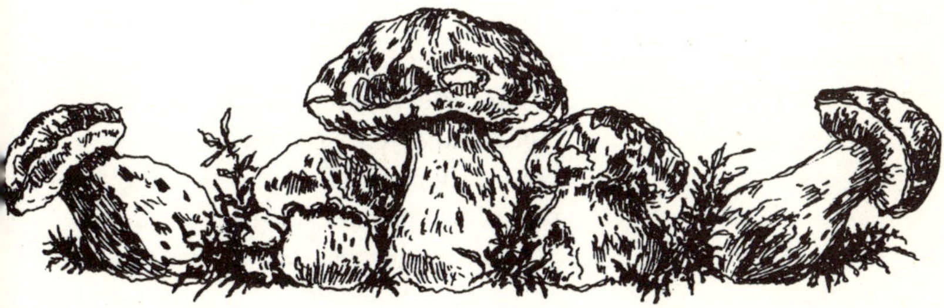

Pottage au Pistou

Zutaten für 6–8 Personen

2 mittelgroße Zwiebeln (gehackt)
350 g Tomaten (gehäutet und gewürfelt)
350 g grüne Bohnen (geputzt und halbiert)
200 g Kartoffeln (geschält und gewürfelt)
150 g frische weiße Bohnenkerne
1 Stange Lauch (geputzt und in Röllchen geschnitten)
7 EL Olivenöl
1 l Hühnerbouillon
Salz, Pfeffer
1 Bund Bohnenkraut
2 Knoblauchzehen (zerdrückt)
3 EL Basilikum (fein gehackt)
100 g geriebener Gruyère oder Parmesan

Zubereitung

1 Alles Gemüse in 4 Esslöffel Olivenöl anschmoren, mit der Bouillon auffüllen und mit Salz und Pfeffer abschmecken. Das Bohnenkraut als Bündel in die Suppe geben und ca. 40 Minuten bei mittlerer Hitze kochen.

2 Für das Pistou Knoblauch, Basilikum, restliches Olivenöl und Käse gut verrühren. Mit Pfeffer und Salz abschmecken.

3 Vor dem Servieren in jeden Suppenteller einen Löffel Pistou geben und mit der Suppe auffüllen. Dazu Baguette reichen.

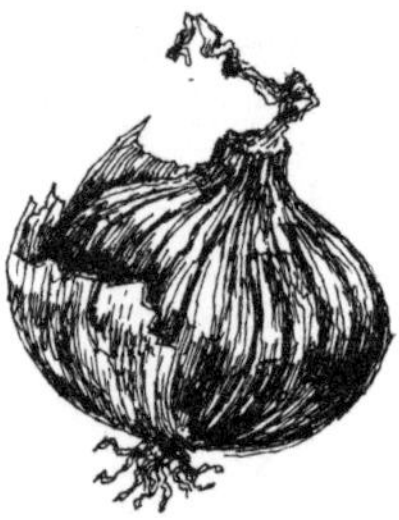

Lachscremesuppe

Zutaten für 4 Personen

600 g Räucherlachs
1 Zwiebel (fein gehackt)
2 EL Brunnenkresseblättchen
1 EL frischer Dill (gehackt)
250 ml Sahne
Salz, Pfeffer

Zubereitung

1 Ein Drittel vom Lachs in Streifen schneiden, mit der Zwiebel, der Brunnenkresse und dem Dill in 1 Liter Wasser ca. 45 Minuten kochen, dann abseihen.

2 Einige Stückchen Lachs für die Dekoration beiseite stellen.

3 Restlichen Lachs mit Sahne pürieren, in einem Topf mit dem Fond verrühren und 10 Minuten köcheln lassen. Mit Salz, Pfeffer und Zitronensaft abschmecken und vom Feuer nehmen.

1 EL Zitronensaft
2 Eigelb
Dill und Kresse zum Garnieren

4 Eigelb leicht anschlagen und die heiße, aber nicht mehr kochende Suppe damit legieren.

5 Zum Servieren mit feinen Lachsstreifen und Kräutern bestreuen.

Kräuter-Cremesüppchen

Zubereitung

1 Die Butter in einem Topf zergehen lassen, darin die Zwiebelwürfel andünsten, bis sie glasig sind.

2 Mit dem Wein ablöschen und einreduzieren lassen. Dreiviertel der Gemüsebrühe zugießen.

3 Das Mehl mit der restlichen Gemüsebrühe in einem Schüttelbecher mischen, in die Suppe geben, unter Rühren erst aufkochen und dann ca. 3 Minuten köcheln lassen.

4 Die Sahne und die Kräuter dazugeben, kurz aufkochen. Die Suppe mit Pfeffer, Salz und Zucker abschmecken.

5 Vor dem Servieren jeden Teller Suppe mit einem Teelöffel Crème fraîche, etwas frisch gemahlenem Pfeffer und einer Borretschblüte garnieren.

Zutaten für 4–5 Personen

1 EL Butter
1 kleine Zwiebel (fein gehackt)
30 ml Weißwein
500 ml Gemüsebrühe oder Wasser
1 EL Mehl
250 ml Sahne
1 Bund frische Kräuter, z. B. Dill, Bärlauch, Brunnenkresse, Kerbel, Borretsch (fein gehackt)
Pfeffer, Salz
1 Prise Zucker
5 TL Crème fraîche
Einige Borretsch-Blüten zum Garnieren

Basilikum-Mehlklößchen

Zutaten für 4 Personen, als Einlage

50 g Mehl
30 g Butter
Salz
Etwas Muskatnuss (gerieben)
2 EL Basilikum (fein gehackt)
1 Ei
1 l Bouillon (nach Geschmack, Fleisch- oder Gemüsebouillon)

Zubereitung

1 150 Milliliter Wasser mit Mehl, Butter, Salz und Muskat unter ständigem Rühren auf mittlerer Temperatur aufkochen, bis ein zäher Brei entstanden ist.

2 Beiseite stellen und abkühlen lassen. Basilikum und Ei gut unterrühren, bis ein glatter Teig entstanden ist.

3 Bouillon aufkochen und bei niedriger Temperatur sieden. Einen Teelöffel voll Klößchenbrei aufnehmen, mit einem zweiten Teelöffel ein Klößchen formen und in die Bouillon geben. Wieder neuen Brei aufnehmen und weiter so verfahren, bis alle Klößchen in der Bouillon sind. Topf von der heißen Platte nehmen, ca. 5 Minuten ziehen lassen. Die Klößchen steigen an die Oberfläche, wenn sie gar sind.

Kräuter-Flädle

Zutaten für 4 Personen, als Einlage

1 Ei
100 ml Milch
2 EL Mehl
Salz, Pfeffer
Etwas Muskatnuss (gerieben)
1 EL frische Kräuter (fein gehackt)
40 g Butter

Zubereitung

1 Alle Zutaten gut verrühren und in einer Pfanne mit Butter dünne Pfannkuchen ausbacken.

2 Pfannkuchen etwas abkühlen lassen, rollen und in feine Streifen schneiden. Die Flädle vor dem Servieren in die Suppe geben.

Kräuter-Eierstich

Zutaten für 4 Personen, als Einlage

2 Eier
40 ml Milch
Pfeffer, Salz
Etwas Muskatnuss (gerieben)
1 TL Kräuter, z. B. Petersilie, Estragon, Dill (sehr fein gehackt)
Butter oder Öl zum Einfetten

Zubereitung

1 Alle Zutaten verrühren.

2 2 Tassen mit Öl oder weicher Butter auspinseln, Eimasse darauf verteilen. Tassen mit Alufolie dicht verschließen. Bei schwacher Hitze im Wasserbad ca. 30 Minuten ziehen lassen, bis die Eimasse gestockt ist.

3 Tassen herausnehmen, Eierstich am Rand mit einem scharfen Messer lösen und vorsichtig herausstürzen. Anschließend mit einem scharfen Messer in kleine Würfel schneiden.

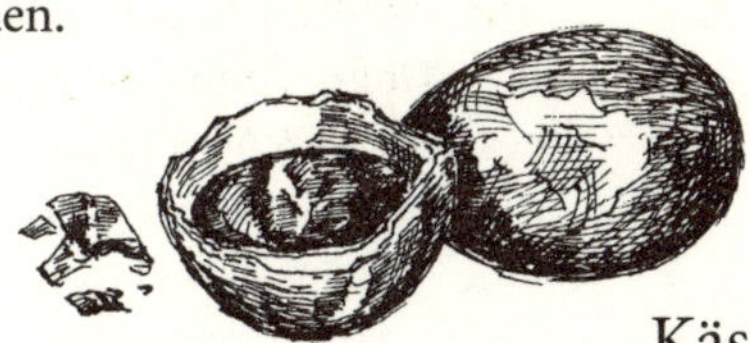

Käsecroutons

Zutaten für 3 Personen, als Einlage

40 ml Olivenöl
9 Scheiben altbackenes Baguette (in 1 cm dicke Scheiben geschnitten)
50 g geriebener Käse

Zubereitung

1 In einer kleinen Pfanne Öl erhitzen und bei mittlerer Hitze die Weißbrotscheiben von beiden Seiten goldbraun braten. Sofort herausnehmen und auf Küchenkrepp abtropfen lassen.

2 Auf ein Backblech legen, mit Käse bestreuen und im Backofen bei Oberhitze bräunen.

3 Die Käsecroutons werden direkt vor dem Servieren auf die eingeschenkte Suppe gelegt, damit sie nicht zu sehr einweichen.

Eingelegtes, Mariniertes

Knoblauch in Öl

Zutaten für 1 Glas

250 g Knoblauchzehen (geschält)
100 ml Essig
1 TL Zucker
2 EL Salz
1 Zweig getrockneter Rosmarin
1 Zweig getrockneter Thymian
2 Lorbeerblätter
1 frische Chilischote
250 ml Olivenöl

Zubereitung

1 Die Knoblauchzehen in einem Sud aus Essig, Zucker, Salz und einem halben Liter Wasser fünf Minuten lang kochen.

2 Knoblauchzehen herausnehmen, auf eine durchlässige Unterlage legen und gut abtropfen lassen, zum Schluss noch einmal vorsichtig trockentupfen.

3 Den Knoblauch abwechselnd mit den Kräutern schichtweise in ein Einmach- oder Twist-Off-Glas füllen, Chilischote dazu und alles mit dem Öl übergießen.

4 Das Glas verschließen und so lange schütteln, bis zwischen den Knoblauchzehen keine Luftblasen mehr zu sehen sind. Das Glas kühl aufbewahren, am Besten im Gemüsefach des Kühlschranks. Flockt das Öl aus, mindert das nicht die Qualität.

Tipp Den eingelegten Knoblauch können Sie als Vorspeise mit Weißbrot reichen oder in Speisen wie Salaten und Soßen genauso wie frischen Knoblauch verarbeiten. Sie können den eingelegten Knoblauch auch mit dem geschmacksneutraleren Sonnenblumenöl zubereiten.

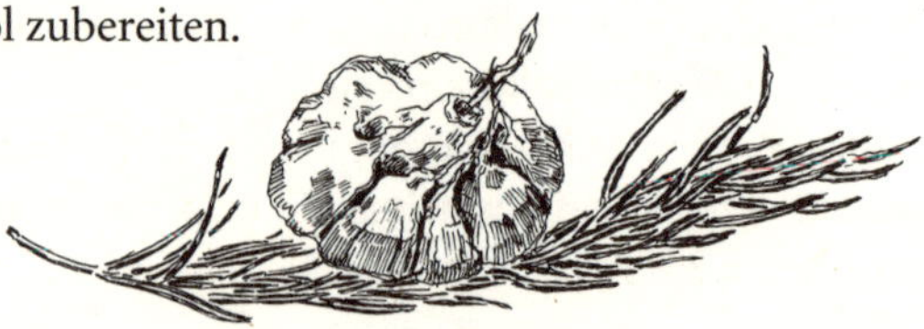

Eingemachter Sellerie nach Großmutter-Art

Zutaten für 5–10 Gläser (je nach Größe)

750 ml Weinessig
Saft von 1 Zitrone
3 gehäufte TL Salz
1 1/2 TL Senfkörner
1 1/2 TL weiße Pfefferkörner
2 Lorbeerblätter
2 Nelken
3 Wacholderbeeren
1,5 kg Knollensellerie (geputzt und geschält)
2 große Zwiebeln (in Ringe geschnitten)
Je 5 mittelgroße Zweige Petersilie, Dill und Estragon (in kleinere Zweige geteilt)
100 g Zucker

Zubereitung

1 Essig, Zitronensaft, Salz, 1/2 Liter Wasser und Gewürze in einen ausreichend großen Topf geben. Die Sellerieknollen in den Sud geben und ca. 15 Minuten kochen. Der Sellerie sollte nur halb gar sein.

2 Sellerie herausnehmen und etwas abkühlen lassen. Sud beiseite stellen. Mit einem großen Messer längs in ca. 5 x 5 Zentimeter große Stücke schneiden und mit einem Buntmesser davon kleine Scheiben abschneiden.

3 Die Selleriescheiben mit Zwiebelringen und Kräuterzweigen in vorbereitete Einmach- oder Twist-Off-Gläser schichten.

4 Zucker in den Sud geben und ca. 5 Minuten kochen. Direkt über das Gemüse in die Gläser gießen und verschließen.

5 In einem Einkochtopf 40 Minuten bei 98 Grad sterilisieren.

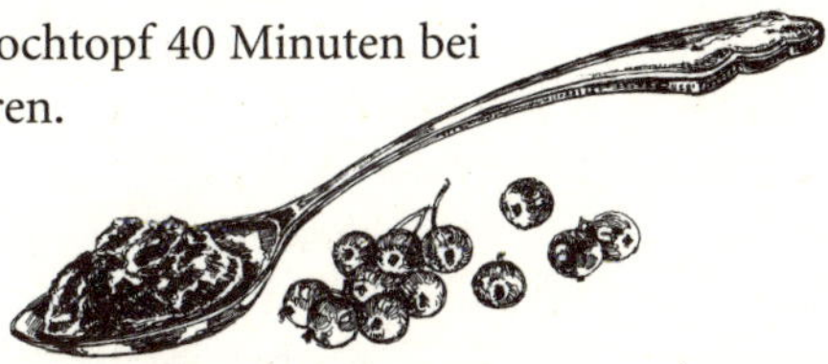

Tipp Alle eingelegten und marinierten Gemüse schmecken am besten, wenn sie nicht zu kalt gereicht werden, also nicht direkt aus dem Keller oder dem Kühlschrank kommen. Nehmen Sie die gewünschten Speisen rechtzeitig mit in die warme Küche, dann kann sich das Aroma besser entfalten. So ist der eingelegte Sellerie auch bekömmlicher.

Saure Champignons

Zutaten für 2–5 Gläser (je nach Größe)

500 g Steinpilzchampignons (geputzt, Anschnitt entfernt)
3 Knoblauchzehen (geschält)
5 Schalotten (geviertelt)
150 ml Essig
Salz
3 TL Zucker
1 TL Pfefferkörner
2 Zweige Thymian
1 kleiner Zweig Liebstöckel
1 Bund Estragon
1 Lorbeerblatt
2 Wacholderbeeren

Zubereitung

1 1/2 Liter Salzwasser aufkochen, Champignons zugeben, ca. 6 Minuten kochen, abschütten. Sud auffangen und beiseite stellen.

2 Knoblauch, Schalotten, Essig, Salz, Zucker sowie alle Kräuter und Gewürze in einen Topf geben, mit 300 Milliliter Champignonbrühe aufgießen und zum Kochen bringen. Die Champignons hinzufügen und noch einmal aufkochen.

3 Die Pilze im Sud erkalten lassen.

Tipp Die sauren Champignons passen gut zu einer gemischten Vorspeisenplatte, z. B. mit Oliven, Tomaten und Mozzarella.

Beschwipste Zwiebeln

Zutaten für 2–3 Gläser (je nach Größe)

500 g Zwiebeln (in Ringe geschnitten)
100 ml Rotweinessig
10 g Salz
150 g Zucker
1 kleine Ingwerwurzel (geschält, in Scheiben geschnitten)

Zubereitung

1 Zwiebeln in 1 1/2 Liter Salzwasser blanchieren und absieben.

2 Rotweinessig, Salz, Zucker, Ingwer, Zimt, abgezupfte Salbeiblätter, abgeriebene Zitronenschale, Zitronensaft und Portwein in einen Topf geben und aufkochen.

3 Die Zwiebelringe zufügen, alles ca. 8 Minuten kochen.

4 Zwiebeln und Gewürze in Gläser schichten, mit dem Sud auffüllen, gut verschließen und im Kühlschrank aufbewahren.

1 kleine Zimtstange
1 Zweig Salbei
1 unbehandelte Zitrone
150 ml Portwein

Tipp Ca. 2 Stunden vor dem Servieren aus dem Kühlschrank nehmen, dann kommt der Geschmack besser zur Geltung.

Mediterranes Gemüse

Zubereitung

1 Das Gemüse abtropfen lassen und in ein gut verschließbares Gefäß geben.

2 Essig, Öl, Pfeffer, Salz, Knoblauch und Kräuter zu einer Marinade verrühren, über das Gemüse geben und kalt stellen. Das Gemüse sollte mindestens 12 Stunden in der Marinade ziehen können, in dieser Zeit mehrmals umrühren.

3 Kurz vor dem Servieren noch einmal mit Pfeffer und Salz abschmecken. Etwas abtropfen lassen, auf einer Platte anrichten und servieren.

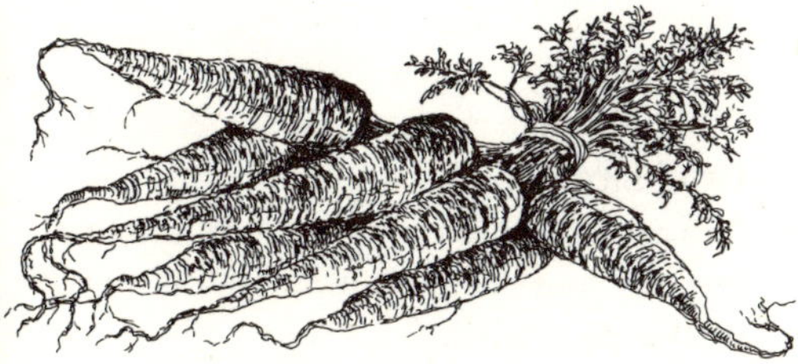

Zutaten für 2–5 Gläser (je nach Größe)

200 g Blumenkohlröschen (geputzt, blanchiert)
200 g Karotten (geschält, gekocht und in etwa 1/2 cm dicke Scheiben geschnitten)
200 g Zucchini (blanchiert, in etwa 2 x 2 cm große Würfel geschnitten)
200 g Champignons (geputzt, geviertelt und blanchiert)
5 EL Balsamessig
6 EL Olivenöl
Pfeffer, Salz
2 Knoblauchzehen (geschält, in feine Scheibchen geschnitten)
2 EL frische Kräuter, z. B. Rosmarin, Thymian, Quendel, Salbei (fein gehackt)

Salate

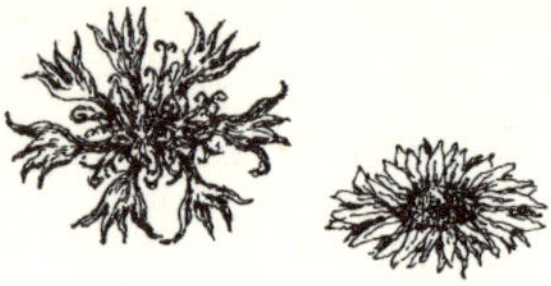

Wildkräutersalat

Zutaten für 4 Personen

1 kleiner fester Kopfsalat (geputzt)
Je 1 Hand voll Brunnenkresse, Sauerampfer-, junge Löwenzahn-, Gänseblümchen-, Bärlauch-, Pimpinelleblätter
Einige Gänseblümchen- und/oder Wegwartenblüten
3 EL Rapsöl
1 EL Weinessig
2 EL Kräuter nach Belieben (gehackt)
Salz, Pfeffer

Zubereitung

1 Die weißen Blattrippen des Kopfsalats entfernen, Wild- und Gartenkräuter putzen. Alle Zutaten in mundgerechte Stücke zupfen.

2 Öl, Essig und gehackte Kräuter zu einer Vinaigrette verschlagen, salzen und pfeffern. Die Salatzutaten unterheben, mit Gänseblümchen- und/oder Wegwartenblüten garnieren und servieren.

Tipp Lassen Sie sich von den jahreszeitlich unterschiedlich vorhandenen Kräutern in Ihrer Umgebung oder Ihrem Garten zu immer neuen Salat-Kombinationen verführen.

Eichhörnchens Traum

Zutaten für 4 Personen

2 Salat-Herzen (geputzt)
1 Hand voll junge Löwenzahnblätter, Sauerampfer, Feldsalat
1 Bund frische Kräuter aus Zitronenmelisse, Kerbel, Petersilie, Borretsch

Zubereitung

1 Salatherzen in mundgerechte Stücke zerpflücken.

2 Salatkräuter putzen, von harten Stielen befreien und ebenfalls mundgerecht zerpflücken.

3 Haselnussöl, Sonnenblumenöl, Salz, Pfeffer, Zucker, Kräuteressig, Senf und Dill zu einer sämigen Soße verrühren.
4 Mandelstifte in einer beschichteten Pfanne ohne Fett goldbraun rösten.
5 Salat und Salatkräuter in die Soße geben, vorsichtig unterheben, mit Mandelstiften bestreuen und mit Kapuzinerkresseblüten garnieren. Gleich servieren.

1 Zweig Minze
1 TL Haselnussöl
5 EL Sonnenblumenöl
Salz, Pfeffer
Etwas Zucker
Kräuteressig
1 TL Senf
Dill (fein gehackt)
50 g Mandelstifte
Kapuzinerkresse-Blüten

Tipp Schmeckt auch sehr gut in einer Variation mit Kürbiskernöl und gerösteten Kürbiskernen statt Haselnussöl und Mandelstiften.

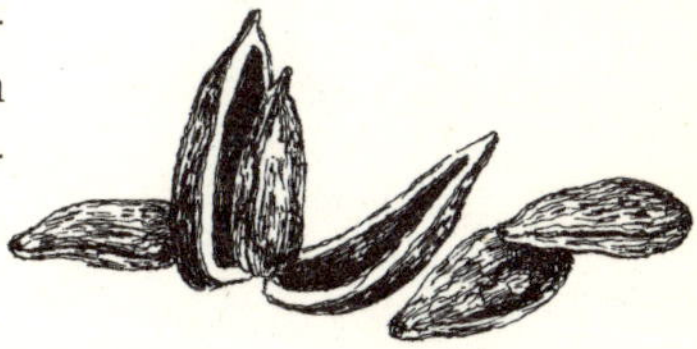

Karottensalat mit Pimpinelle und Dill

Zubereitung

1 Karotten in gesalzenem und gezuckertem Wasser fast gar kochen, dann abschütten, abkühlen lassen und mit einem Buntmesser in Scheiben schneiden.
2 In Zitronensaft, Salz, Pfeffer und Zucker marinieren. Ca. 2 Stunden ziehen lassen.
3 Sahne und Kräuter zufügen und mit Salz, Pfeffer und Zucker (Zucker darf hier etwas mehr sein) abschmecken.

Zutaten für 4 Personen

1 kg Karotten (geschält)
Salz
Zucker
Saft von 1 Zitrone
Pfeffer
125 ml Sahne
1 Bund Pimpinelle und Dill (fein gehackt)

Tipp Lassen Sie dem Salat nochmal 1 Stunde Zeit zum Ziehen, dann eventuell erneut abschmecken.

Bohnensalat

Zutaten für 4 Personen

800 g grüne Bohnen (geputzt)
5 Zweige Bohnenkraut
1 mittelgroße Zwiebel (fein gehackt)
30 ml Sonnenblumenöl
Estragonessig
Pfeffer, Salz
Etwas Zucker
Blättchen von 1 Zweig Ysop

Zubereitung

1 Die Bohnen in ca. 4 Zentimeter lange Stücke schneiden und mit dem Bohnenkraut in einen Topf geben. Mit Salzwasser auffüllen, sodass die Bohnen bedeckt sind, und ca. 12 Minuten kochen. Abgießen und abkühlen lassen.

2 Die Soße aus gehackter Zwiebel, Öl, Estragonessig, Pfeffer, Salz, Zucker und gehacktem Ysop herstellen.

3 Die Bohnen dazugeben und mindestens eine Stunde ziehen lassen.

Kartoffelsalat mit Gartenkräutern

Zutaten für 4 Personen

1 kg fest kochende Kartoffeln
1 Bund Petersilie (gehackt)
Blätter von je 1 Zweig Borretsch, Zitronenmelisse, Pimpinelle (gehackt)
1 kleiner Bund Dill (gehackt)
Kräuteressig
Olivenöl
4 Zehen Knoblauch
Pfeffer, Salz
Etwas Zucker
125 g schwarze Oliven
Zitronenmelisse zum Garnieren

Zubereitung

1 Die Kartoffeln kochen und noch warm abpellen. In Würfel (ca. 1 Zentimeter) schneiden.

2 Die vorbereiteten Kräuter dazugeben und aus Essig, Öl, fein gehacktem Knoblauch, Pfeffer, Salz und Zucker eine Soße zubereiten und über die Kartoffelwürfel geben.

3 Alles gut durchziehen lassen und mit Oliven und Zitronenmelisse dekoriert servieren.

Salade Niçoise mit provenzalischer Vinaigrette

Zubereitung

1 Alle Zutaten für die Vinaigrette mit einem Schneebesen kräftig verrühren und sofort verwenden.

2 Kopfsalat in mundgerechte Stücke zupfen, mit Paprikawürfeln und Selleriescheiben und der Vinaigrette mischen. Obenauf mit Tomatenachteln, Anchovis, Eivierteln, Tunfischstückchen, Oliven und Basilikumblättern garnieren und sofort mit Baguette servieren.

Tipp Der Salade Niçoise kann, abhängig vom aktuellen Angebot an Salat und Gemüse, beliebig variiert werden. Die genauen Mengen an Salz und Zucker sowie Zitronensaft in der provenzalischen Vinaigrette hängen sehr von Ihrem individuellen Geschmack ab. Die Soße ist sehr kräftig und wird geringer dosiert als z. B. eine normale Vinaigrette.

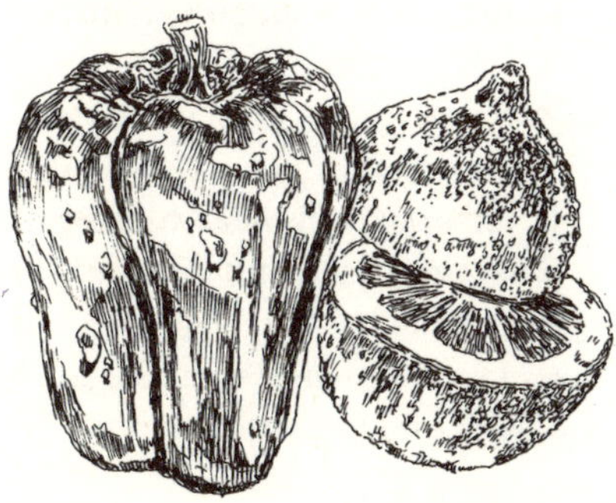

Zutaten für 4 Personen

Für die Vinaigrette

2 Zehen Knoblauch (geschält, zerdrückt)
50 ml Olivenöl
Saft von 1 Zitrone
1 TL Senf
Pfeffer, Salz
1/2 TL Zucker

Für den Salat

1 kleiner fester Kopfsalat (geputzt)
Je 1 gelbe und 1 rote Paprikaschote (geputzt, gewürfelt)
4 Stangen Sellerie (geputzt, in Scheibchen geschnitten)
4 Tomaten (geachtelt)
1 Gläschen Anchovis (abgetropft)
2 Eier (hart gekocht, geviertelt)
1 Dose Tunfisch (abgetropft)
4 EL schwarze Oliven
Basilikumblätter zum Garnieren

Hauptgerichte

Hühnergeschnetzeltes mit Estragon

Zutaten für 4 Personen
4 Hühnerbrustfilets (in Streifen geschnitten)
Salz, Pfeffer
2 Schalotten (gewürfelt)
50 g Butter
500 g Steinpilzchampignons (geputzt, in Scheiben geschnitten)
150 ml trockenen Weißwein
250 ml Sahne
3 Zweige Estragon

Zubereitung

1 Hühnchenstreifen mit Salz und Pfeffer würzen. Mit Schalottenwürfeln in der Butter anbraten, 5 Minuten weiterbraten und gelegentlich umrühren. Champignons zufügen und weitere 5 Minuten schmoren.

2 Mit Weißwein ablöschen und einreduzieren lassen.

3 Die Sahne zugeben und unter Rühren 5 Minuten kochen.

4 Blätter von den Estragonzweigen zugeben und den Topf vom Herd nehmen. Noch 5 Minuten ziehen lassen.

Tipp Mit Reis oder Butterspätzle servieren.

Schweinefilet-Röllchen mit Kräuterfüllung

Zutaten für 4 Personen (12 Röllchen)
2 EL Petersilie (gehackt)
1 EL Salbei (gehackt)
1 EL frischer Rosmarin (gehackt)
2 EL Pinienkerne
1 EL Paniermehl

Zubereitung

1 Kräuter, Pinienkerne und Paniermehl in einer Küchenmaschine zerkleinern. Butter zerlassen und mit der Sahne unter die Kräutermischung geben.

2 Die Filetscheiben auslegen und mit Pfeffer und Salz würzen, mit der Paste von einer Seite bestreichen und aufrollen. Jede Rolle in 3 dünnere Röllchen schneiden und die Enden jeweils mit einem Holzspießchen befestigen.

3 Öl in einer Pfanne erhitzen und die Röllchen von beiden Seiten ca. 3 Minuten braten. Mit frischem Salat und Baguette reichen.

2 EL Butter
2 EL Sahne
450 g Schweinefilet (pariert, der Länge nach in 4 Scheiben geschnitten)
Salz, Pfeffer
4 EL Sonnenblumenöl

Hackbraten mit Kräuter-Käse-Füllung

Zubereitung

1 In einer Schüssel Hackfleisch, Ei, Brötchen, Salz, Senf, Pfeffer und Sherry gut verkneten. Hackmasse zu einem länglichen, flachen Braten formen. In die Mitte eine leichte Vertiefung eindrücken.

2 Für die Füllung Zwiebel in Butter anbraten, vom Herd nehmen und mit Käse, Kräutern und Sahne vermischen.

3 Die Füllung in die Vertiefung im Braten geben. Beide Seiten des Bratens wieder andrücken, sodass ein gleichmäßig geformter, länglicher Laib entsteht.

4 Ein Stück Aluminiumfolie auf ein Blech legen, den Braten darauflegen und die Folie nach oben schlagen, die Ränder zusammendrücken. Im vorgeheizten Backofen bei 220 Grad (200 Grad Umluft) ca. 30 Minuten garen, dann die Folie öffnen und 15 Minuten weitergaren.

Zutaten für 4 Personen

650 g Hackfleisch vom Schwein
1 Ei
1 altbackenes Brötchen (in Wasser eingeweicht und ausgedrückt)
1 TL Salz
1 TL Senf
Pfeffer
1 EL Sherry
1 Zwiebel (fein gehackt)
20 g Butter
200 g Frischkäse
1 TL frische Minze (gehackt)
1 EL frische Petersilie (gehackt)
1 EL frischer Kerbel (gehackt)
1 TL frischer Salbei (gehackt)
50 ml Sahne

Rinderfilet mit Dost

Zutaten für 4 Personen

800 g Rinderfilet (pariert, in ca. 4 cm dicke Scheiben geschnitten)
80 g Butter
Salz, Pfeffer
1 Zwiebel (fein gehackt)
100 ml trockener Weißwein
2 EL Dost (fein gehackt)
4 EL Schmand

Zubereitung

1 Filetscheiben in einer Pfanne mit der Hälfte der Butter von beiden Seiten ca. 4 Minuten braten. Nach dem Braten salzen und pfeffern.

2 Zur gleichen Zeit in einer zweiten Pfanne Zwiebelwürfel in der restlichen Butter anbraten und mit Weißwein ablöschen. Dost zufügen, das Ganze etwas einreduzieren lassen, Schmand unterrühren, mit Salz und Pfeffer abschmecken.

3 Filetstücke mit Bratenfond hineingeben, noch etwa 30 Sekunden aufkochen, dann servieren.

Chateaubriand mit Sauce Béarnaise

Zutaten für 4 Personen

Für die Sauce Béarnaise

200 g Butter
1 Schalotte (fein gehackt)
2 TL Essig
Blätter von 2 Zweigen Estragon (fein gehackt)
Etwas Kerbel (gehackt)
Pfeffer
3 Eigelb
Salz

Zubereitung

1 In 1 Teelöffel Butter die gehackte Schalotte 10 Minuten weich dünsten, mit Essig ablöschen, Kräuter und Pfeffer zugeben und einreduzieren. Erkalten lassen. Unter ständigem Rühren das Eigelb einarbeiten und dabei wieder etwas erhitzen, am besten im Wasserbad, damit die Masse Stand bekommt.

2 Die Butter währenddessen vorsichtig schmelzen. Unter ständigem Rühren tröpfchenweise in die Kräuter-Ei-Masse einträufeln, sodass eine Emulsion entsteht.

3 Durch ein Sieb streichen, mit Pfeffer und Salz abschmecken und noch warm zum Fleisch servieren.

4 Lende parieren, mit zerlassener Butter bestreichen und im vorgeheizten Ofen bei 260 Grad (Umluft 240 Grad) je Zentimeter Fleischdicke 7 Minuten grillen. Das Fleisch dreimal wenden, damit alle Seiten gleichmäßig gegrillt werden.

5 Zum Schluss salzen und pfeffern und noch 3 Minuten warm stellen und ruhen lassen.

Für das Chateaubriand

800 g Rinderlende (aus dem Mittelstück)
50 g Butter
Salz, Pfeffer

Lammkeule mit Thymian-Knoblauch-Kruste

Zubereitung

1 Die Lammkeule nur oberflächlich rautenförmig einschneiden, dann salzen und pfeffern.

2 Aus 30 Milliliter Olivenöl, Senf, Honig, Thymian und den Knoblauchzehen eine glatte Paste rühren. Die Keule auf der Oberseite damit einstreichen.

3 Die restlichen 70 Milliliter Olivenöl und den Weißwein in einen Bräter geben und die Keule hineinlegen. Die Lammkeule muss nun in der Backröhre bei 180 Grad (160 Grad Umluft) ca. 90 Minuten garen.

4 Zwischendurch das Fleisch immer wieder vorsichtig (sonst löst sich die Kruste) mit dem Fond übergießen.

Zutaten für 4–6 Personen

1,5 kg Lammkeule (am Stück)
Salz, Pfeffer
100 ml kalt gepresstes Olivenöl
1 EL Senf
1 EL Honig
1 TL frischer Thymian (gerebelt)
2 Knoblauchzehen (geschält, gepresst)
250 ml Weißwein

Tipp Das raffinierte Lammgericht schmeckt besonders gut mit Kräuterkartoffeln und mediterranem Gemüse, z. B. Ratatouille.

Hermanns Forelle im Salbeibett

Zutaten für 2 Personen

2 frische Forellen (küchenfertig vorbereitet)
Salz, Pfeffer
60 g Butter
1 Bund frischer Salbei (abgezupft)

Zubereitung

1 Die Forellen innen salzen und pfeffern.
2 Die Butter in einer für die Forellen ausreichend großen Pfanne schmelzen und die Pfanne mit den Salbeiblättern gleichmäßig auslegen.
3 Die Forellen in das Salbeibett legen, von beiden Seiten 5 bis 15 Minuten (je nach Größe der Forellen) braten, bis sie goldbraun sind. Die Salbeiblätter braten dabei an der Forellenhaut fest.

Tipp Wenn sich die Rückenflosse leicht mit den Gräten herausziehen lässt, ist der Fisch fertig. Besonders lecker schmeckt der Fisch mit Salzkartoffeln und frischem grünem Salat.

Heringe nach Inges Hausfrauenart

Zutaten für 4 Personen

125 g Crème fraîche
1 Becher Jogurt
3 saure Gurken (fein gehackt)
1 TL zerdrückte Kapern
2 EL Schnittlauch (in feine Röllchen geschnitten)
1 EL Essig
Pfeffer, Salz
Etwas Zucker
350 g Äpfel (geschält, in feine Scheiben geschnitten)

Zubereitung

1 Crème fraîche, Jogurt, Gurken, Kapern, Schnittlauch und Essig gut vermischen und mit Pfeffer, Salz und Zucker abschmecken.
2 Apfelscheibchen und Zwiebelringe zufügen und die Masse im Kühlschrank 1 bis 2 Stunden ziehen lassen.
3 Die Soße noch einmal abschmecken, Dill unterziehen.
4 Die Filets auf 4 Tellern anrichten und die Soße gleichmäßig darauf verteilen.

Mit je einem Zweigchen Dill garniert servieren.

1 Zwiebel (in feine Ringe geschnitten)
1/2 TL frischer Dill (gehackt)
Ca. 450 g Matjesheringe, pro Person 2 Filets (gewässert, trockengetupft)
4 Dillzweige zum Garnieren

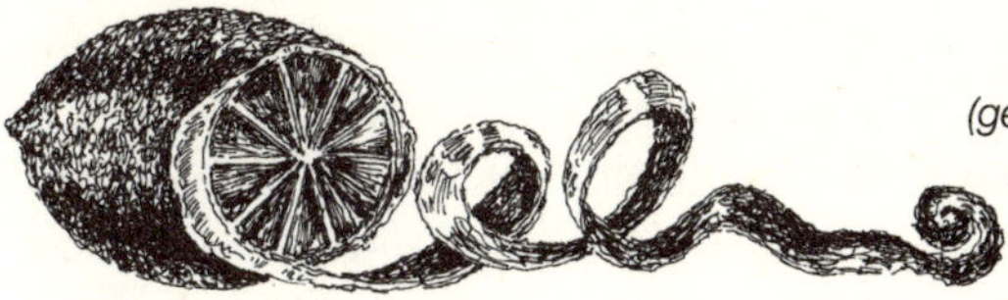

Seezungenröllchen mit Dill

Zutaten für 4 Personen

Saft von 1 Zitrone
1 TL Zitronenmelisse (gehackt)
4 TL Dill (gehackt)
125 g Crème fraîche
Salz, Pfeffer
650 g Seezungenfilets (in 8–12 längliche Stücke geschnitten)
50 g Butter
3 Schalotten (gehackt)
50 ml Weißwein
150 ml Sahne
2 TL Dill (gehackt)
1 TL Zitronenmelisse (gehackt)

Zubereitung

1 Zitronensaft, Melisse und Dill mit Crème fraîche, Salz und Pfeffer zu einer Creme rühren.
2 Die Creme auf die Seezungenfilets streichen. Filets aufrollen und mit einem Zahnstocher fixieren.
3 Die Röllchen in Butter in einer beschichteten Pfanne anbraten und unter vorsichtigem Wenden garen. Aus der Pfanne nehmen und warm stellen.
4 In dem Bratfett Schalotten glasig dünsten, mit Weißwein ablöschen und einreduzieren lassen. Mit Sahne aufgießen, Kräuter, Salz und Pfeffer zugeben, kurz aufkochen.
5 Röllchen auf einer warmen Platte oder portionsweise auf Tellern anrichten und mit der Soße übergießen.

Tipp Sehr lecker schmecken die Seezungenröllchen mit Safranreis oder neuen Butter-Kartoffeln.

Gebutterte Bandnudeln mit Basilikum

Zutaten für 4 Personen

500 g extra breite Bandnudeln
100 g Butter
2 Schalotten (fein gehackt)
1 Bund Basilikum (abgezupft, in Streifchen geschnitten)
Salz, Pfeffer
Einige Basilikumblätter zum Garnieren

Zubereitung

1 Die Nudeln nach Packungsangabe in Salzwasser »al dente« kochen und abschütten.

2 20 Gramm Butter erhitzen, Schalotten darin anbraten, die Hälfte des Basilikums zufügen, kurz mitschmoren, anschließend unter die Nudeln heben und mit Salz und Pfeffer würzen.

3 20 Gramm Butter in einem Topf erhitzen und das restliche Basilikum dazugeben. Mit 50 Milliliter Wasser ablöschen und mit Salz und Pfeffer würzen. 60 Gramm Butter mit dem Schneebesen einrühren, darauf achten, dass es nicht mehr kocht.

4 Die Nudeln auf 4 großen Pasta-Tellern anrichten, mit Soße übergießen und mit Basilikumblättern garnieren. Dazu einen frischen Salat reichen.

Tipp Nach Geschmack kann auch etwas geriebener Parmesan dazu gereicht werden.

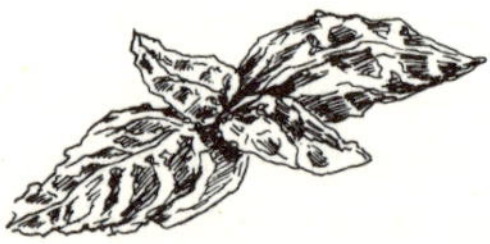

Mediterrane Gemüsepfanne

Zutaten für 4 Personen

8 EL Olivenöl
2 rote Zwiebeln (in Streifen geschnitten)
1 Aubergine (geputzt, gewürfelt)
3 Zucchini (geputzt, gewürfelt)

Zubereitung

1 Pfanne erhitzen, das Öl darin heiß werden lassen. Zwiebeln, Aubergine, Zucchini, Sellerie und Paprika hineingeben und bei starker Hitze unter Rühren 4 Minuten braten.

2 Knoblauch und Kräuter zugeben, weitere 2 Minuten braten. Getrocknete und frische Tomaten und Kapern untermischen. Mit Wein ablöschen, mit Salz und Pfeffer abschmecken.
3 Den Mozzarella in kleine Würfel schneiden und über das Gemüse geben. Mit geschlossenem Deckel noch einmal 3 Minuten garen, heiß servieren.

Tipp Dazu schmecken Kartoffeln, Reis und auch Nudeln. Das Ganze kann auch gut im Wok zubereitet werden.

3 Stangen Staudensellerie (geputzt, in Scheibchen)
1 gelbe Paprikaschote (geputzt, gewürfelt)
3 Knoblauchzehen (geschält, zerdrückt)
Blättchen von je 1–2 Zweigen Rosmarin und Thymian
7 getrocknete, in Öl eingelegte Tomaten (abgetropft, in Streifen geschnitten)
4 frische Tomaten (gehäutet, vom Strunk befreit, gewürfelt)
1 EL Kapern
80 ml trockener Rotwein
Salz, Pfeffer
125 g Mozzarella

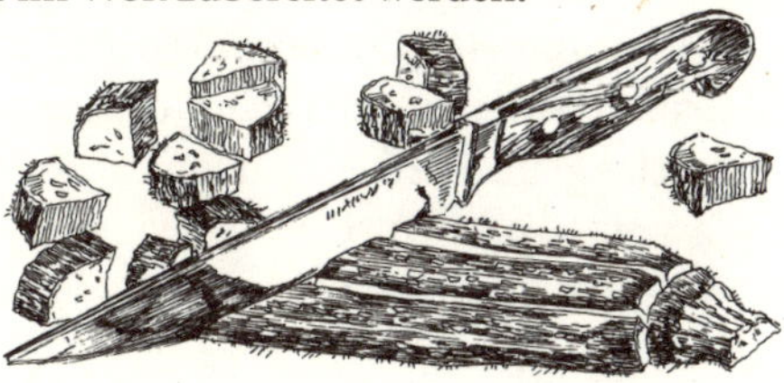

Bandnudeln mit Kräuter-Sahne-Spargel

Zubereitung
1 Nudeln »al dente« kochen. Vom Spargel den Anschnitt entfernen und mit einem Sparschäler der Länge nach in feine Scheiben schneiden.
2 Butter in einer Pfanne erhitzen, Spargel darin andünsten. Mit Sahne aufgießen und mit Salz und Pfeffer abschmecken.
3 3 Minuten bei mittlerer Hitze garen, dann die Kräuter unterziehen. Über die Nudeln geben.

Zutaten für 4 Personen
500 g Bandnudeln
400 g grüner Spargel
40 g Butter
250 ml Sahne
Salz, Pfeffer
Je 1 EL Petersilie und Basilikum (gehackt)

Kräuter-Kartoffelpuffer mit pikantem Quark

Zutaten für 4 Personen

Für den Quark

750 g Quark, 20 % Fett i. Tr.
150 ml Milch
2 EL Schnittlauch (gehackt)
Je 1 rote und gelbe Paprikaschote (geputzt, fein gewürfelt)
1/2 TL edelsüßes Paprikapulver
1/4 TL scharfes Paprikapulver
Pfeffer, Salz

Für die Puffer

1 kg Kartoffeln (geschält, grob geraspelt)
2 Eier
2 El Schnittlauch (gehackt)
1 EL Estragon (gehackt)
1 EL Petersilie (gehackt)
Pfeffer
1/2 TL Salz
100 g Butter
4 EL Olivenöl

Zubereitung

1 Mit einem Schneebesen Quark und Milch glatt rühren. Schnittlauch, Paprikawürfel und Paprikapulver gut unterrühren, mit Pfeffer und Salz abschmecken.

2 Die Kartoffelraspel ausdrücken, Eier, Kräuter, Pfeffer und Salz gut untermischen.

3 50 Gramm Butter und 2 Esslöffel Olivenöl in einer Pfanne erhitzen. Je Puffer 2 gehäufte Esslöffel Teig in die Pfanne setzen und etwas breitdrücken. Auf jeder Seite 5 Minuten goldbraun backen. Auf Küchenpapier setzen und kurz abtropfen lassen.

4 Nach der Hälfte des Teiges das Fett wechseln.

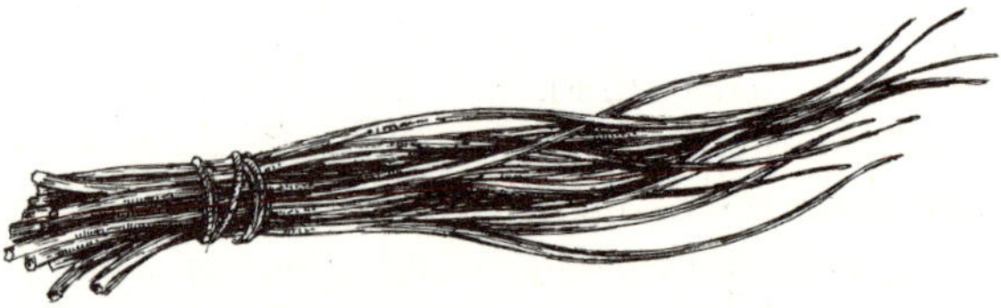

Champignon-Lauch-Auflauf

Zutaten für 2–3 Personen

500 g Champignons (geputzt, in Scheiben geschnitten)
300 g Lauch (geputzt, in Röllchen geschnitten)

Zubereitung

1 Champignons und Lauch in Öl andünsten, kurz schmoren. Brühe mit Mehl verquirlen und zugeben, 5 Minuten unter ständigem Rühren kochen.

2 Crème fraîche, Muskat und Kräuter zugeben, mit Pfeffer und Salz abschmecken.

3 In eine gefettete Auflaufform geben und Emmentaler darüber streuen. Bei 220 Grad (200 Grad Umluft) im vorgeheizten Backofen ca. 15 Minuten goldbraun backen.

40 ml Olivenöl
150 ml Gemüsebrühe
1 EL Mehl
125 ml Crème fraîche
Etwas Muskatnuss (gerieben)
1 TL Melisse (fein gehackt)
1/2 TL Rosmarin (fein gehackt)
Pfeffer, Salz
125 g geriebener Emmentaler

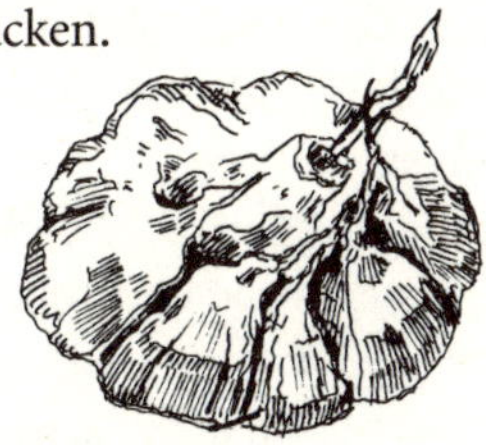

Grill-Gemüsespieße

Zubereitung

1 Aus Zitronensaft, Sojasoße, Worcestersoße, Pfeffer, Salz, Öl, Knoblauch und der Hälfte des Basilikums eine Marinade herstellen.

2 Auberginen (geputzt und in geviertelte Scheiben geschnitten), Zucchini (geputzt und in 1 cm dicke Scheiben geschnitten), Paprika (geputzt und in 3 x 3 cm große Stücke geschnitten) und Champignons (geputzt und Stiel gekürzt) in der Marinade schwenken; z. B. in einer großen Plastikschüssel. Dann abwechselnd auf Spießchen stecken.

3 Die Spieße bei hoher Temperatur bis zur gewünschten Bräunung im Backofen grillen. Mit dem restlichen Basilikum bestreuen und servieren.

Zutaten für 4 Personen

Saft von 1 Zitrone
1 Schuss Sojasoße
1 Schuss Worcestersoße
Pfeffer, Salz
50 ml scharfes Rosmarinöl
(Rezept → Seite 134)
2 Knoblauchzehen (geschält, zerdrückt)
5 kleine Zweige Basilikum (Blättchen abgezupft)
2 Auberginen
4 Zucchini
Je 1 gelbe und rote Paprikaschote
16 Champignons
8 gewässerte Holzspießchen

Fenchel-Auflauf mit Dill

Zutaten für 4 Personen

2 Karotten (geschält, in feine Scheiben geschnitten)
100 g Butter
Salz
Saft von 1/2 Zitrone
1 kg Fenchel (geputzt, geviertelt)
1 Zucchini (geputzt, in dünne Scheiben geschnitten)
25 g Mehl
250 ml Sahne
1 Bund Dill (fein gehackt)
150 g geriebener Käse
600 g Kartoffeln (gekocht, gepellt, in Scheiben geschnitten)

Zubereitung

1 Karotten in 10 Gramm Butter andünsten, salzen, mit Zitronensaft und 250 Milliliter Wasser begießen und 5 Minuten mit geschlossenem Deckel garen. Fenchel und Zucchini zufügen, 10 Minuten köcheln lassen. Gemüse abschütten, Sud auffangen und beiseite stellen.

2 Aus restlicher Butter und Mehl eine Mehlschwitze herstellen und unter ständigem Rühren mit 250 Milliliter des Gemüsesuds ablöschen. Sahne zugeben, noch einmal aufkochen und 5 Minuten köcheln lassen. Den Dill und zwei Drittel des Käse unterrühren.

3 Gemüse und Kartoffeln in eine Auflaufform schichten und die Soße darüber geben. Mit restlichem Käse bestreuen und im Backofen bei 200 Grad (180 Grad Umluft) ca. 25 Minuten goldbraun backen.

Kräuter-Blumenkohl

Zutaten für 4 Personen

4 kleine Blumenkohlköpfe (geputzt)
1 l Gemüsebrühe
2 Zweige Zitronenmelisse
Etwas Muskatnuss (gerieben)
50 g Butter

Zubereitung

1 Blumenkohl in der Brühe mit Zitronenmelisse und etwas abgeriebener Muskatnuss 10 Minuten zugedeckt kochen. Herausnehmen und abtropfen lassen. Brühe beiseite stellen. Auflaufform einfetten und Blumenkohl hineingeben.

2 Aus restlicher Butter und Mehl eine Mehlschwitze herstellen. Mit 200 Milliliter Brühe und der Sahne unter kräftigem Rühren ablöschen und ca. 5 Minuten kochen. Kräuter zugeben, mit Salz, Pfeffer und Zucker abschmecken.

3 Soße über den Blumenkohl geben, mit Käse bestreuen und bei 200 °C (Umluft 180 °C) überbacken.

30 g Mehl
150 ml Sahne
1 EL Koriander (gehackt)
1 EL Borretsch (gehackt)
1 EL Petersilie (gehackt)
Salz, Pfeffer, Zucker
100 g geriebener Edamer

Mediterranes Kräuteromelette

Zubereitung

1 Das Gemüse und die Chilischoten in 40 Milliliter Öl anbraten, ca. 10 Minuten schmoren und beiseite stellen.

2 Eier verschlagen, Salz und Pfeffer zufügen.

3 Die gehackten Kräuter mischen

4 10 Milliliter Olivenöl in einer Pfanne erhitzen, ein Viertel der Eimasse zugeben. Wenn sie fast vollständig gestockt ist, ein Viertel der Gemüsemasse in die Mitte geben und zwei Seiten des Omelettes darüberschlagen. Auf einem vorgewärmten Teller mit den frischen Kräutern bestreut servieren.

5 Mit den anderen Omelettes genauso verfahren.

Zutaten für 4 Personen

400 g Tomaten (vom Strunk befreit, gehäutet, geachtelt)
2 Zwiebeln (fein gehackt)
1 Zucchini (geputzt, gewürfelt)
2 Chilischoten (entkernt, in feine Streifen geschnitten)
80 ml Olivenöl
9 Eier
Salz, Pfeffer
Je 1 EL Thymian, Estragon, Bärlauch, Kerbel (gehackt)

Tipp Sie können auch in einer ausreichend dimensionierten Pfanne ein großes Omelett zubereiten, welches dann auf einer Platte serviert wird.

Bärlauch-Bandnudeln

Zutaten für 4 Personen

400 g Weizenmehl

4 verquirlte Eier

1 Bund Bärlauch, ca. 15 Blatt (sehr fein gehackt)

3 EL Olivenöl

Zubereitung

1 Mehl in eine Knetschüssel geben, in die Mitte eine Mulde drücken, Eier, Bärlauch, 2 Esslöffel Olivenöl und 2 bis 5 Esslöffel Wasser in die Mitte geben.

2 Von der Mitte her zu einem glatten Teig verkneten und in Folie über Nacht oder mindestens 4 Stunden im Kühlschrank ruhen lassen.

3 Den Teig in 4 Portionen teilen und ca. einen halben Millimeter dick ausrollen, mit einem Teigrädchen oder einem Messer in etwa 1 Zentimeter breite Streifen schneiden.

4 In 2,5 Liter Salzwasser 2 bis 5 Minuten »al dente« kochen. Nach dem Abgießen 1 Esslöffel Olivenöl darüber verteilen.

Teig für frische Eiernudeln

Zutaten für 2 Personen

250 g Mehl

3 Eier

1/2 TL Salz

Zubereitung

1 Mehl auf ein Backbrett geben und in die Mitte eine Vertiefung drücken, in welche die Eier geschlagen werden. Salz aufstreuen und langsam von der Mitte Mehl zugeben und mit den Eiern vermischen. Nach und nach das ganze Mehl unterkneten, bis der Teig vollkommen glatt ist. Wenn der Teig zu trocken ist, kann noch etwas Wasser in den Teig eingearbeitet werden. (Es lohnt sich, viel Energie auf die Herstellung eines sehr glatten Teiges zu legen, da die Nudeln so feiner werden.)

2 Den Teig 1 bis 2 Stunden ruhen lassen.
3 In 2 Millimeter starke Fladen ausrollen und ca. 1 Stunde auf einer Leine trocknen.
4 Die Fladen einzeln herunternehmen, mit etwas Mehl bestäuben und zusammenrollen. Mit einem scharfen Messer in 2 bis 3 Millimeter breite Röllchen schneiden.
5 Reichlich Salzwasser zum Kochen bringen, Nudeln zugeben, erneut aufwallen lassen. Dann auf kleiner Flamme ca. 3 Minuten bissfest garen.

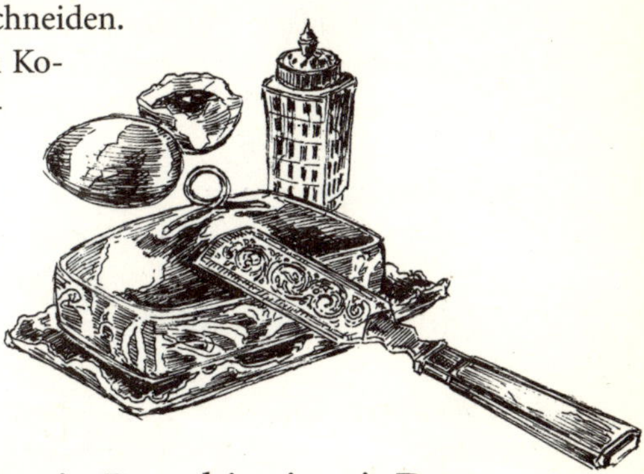

Kartoffelgratin Dauphinois mit Dost

Zubereitung

1 Milch, Sahne, Knoblauch, Gewürze, Dost und Ei zu einer glatten Flüssigkeit schlagen, Käse zugeben und alles gut verrühren.
2 Eine feuerfeste Form buttern, die Kartoffelscheiben fächerförmig darin auslegen. Flüssigkeit darüber geben und im vorgeheizten Backofen bei 160 Grad (140 Grad Umluft) ca. 45 Minuten backen. Wird die Oberfläche zu schnell braun, die Temperatur etwas verringern und das Gratin mit Alufolie abdecken.

Zutaten für 4 Personen

200 ml Milch
100 ml Sahne
1 Knoblauchzehe (geschält, zerdrückt)
Salz, Pfeffer
Etwas Muskatnuss (gerieben)
1 TL Dost (gerebelt)
1 Ei
100 g geriebener Emmentaler
10 g Butter
400 g Kartoffeln (geschält, in dünne Scheiben geschnitten)

Kartoffeln provenzalisch

Zutaten für 4 Personen

60 g Butter

500 g Pellkartoffeln (geschält, in Scheiben geschnitten)

2 Knoblauchzehen (geschält, zerdrückt)

Salz

1 TL frischer Rosmarin (gehackt)

Zubereitung

1 Die Butter in einer Pfanne zerlassen und die Kartoffeln mit dem Knoblauch darin goldbraun braten.

2 Kurz vor Ende der Garzeit salzen und mit Rosmarin bestreuen.

Buntes Grillgemüse

Zutaten für 4 Personen

200 ml Olivenöl

4–5 EL Kräuter der Provence (Rosmarin, Thymian, Majoran, fein gehackt)

4 Riesenchampignons (geputzt, Anschnitt entfernt, in 1,5 cm dicke Scheiben geschnitten)

4 Zucchini (geputzt, der Länge nach in 1 cm dicke Scheiben geschnitten)

2 Auberginen (geputzt, in 1,5 cm dicke Scheiben geschnitten)

Salz, Pfeffer

Zubereitung

1 Olivenöl und Kräuter mischen, in einen Suppenteller oder eine flache Schüssel geben.

2 Die Pilz-, Zucchini- und Auberginenscheiben darin wälzen und in Frischhaltedosen schichten. Mindestens 1 bis 2 Stunden im Kühlschrank ziehen lassen.

3 Auf dem Grill goldbraun garen, mit Salz und Pfeffer bestreuen und sofort servieren.

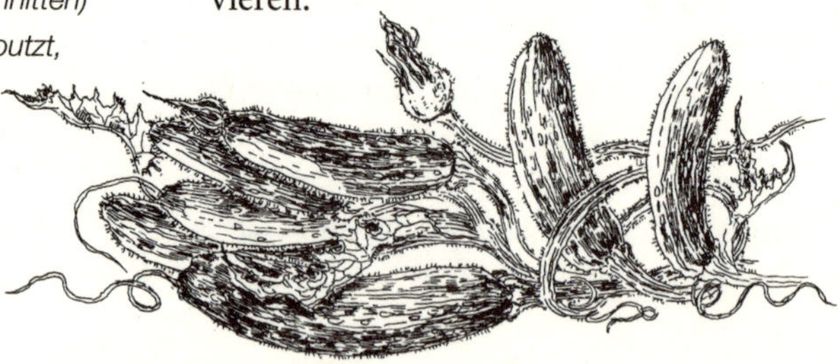

Lauchgemüse mit Austernpilzen

Zutaten für 4 Personen

600 g Lauch (geputzt, in Röllchen geschnitten)
1 TL frischer Rosmarin (gehackt)
50 g Butter
400 g Austernpilze (geputzt, in Streifen geschnitten)
1 EL Mehl
125 ml Sahne
Salz, Pfeffer
100 g geriebener Gouda

Zubereitung

1 Lauch mit Rosmarin in Butter anschmoren, Pilzstreifen zufügen und 8 Minuten garen.
2 Mit Mehl bestäuben, Sahne unterziehen und noch einmal aufkochen. Mit Salz und Pfeffer abschmecken.
3 Auf Teller portionieren und mit Käse bestreut servieren.

Tipp Schmeckt sehr gut zu Spinatnudeln oder Reis.

Rahmchampignons

Zutaten für 4 Personen

2 Zwiebeln (geschält, fein gehackt)
40 g Butter
500 g frische Champignons (geputzt, geviertelt)
50 ml Weißwein
200 ml Sahne
1 kleiner Stängel Liebstöckel (ganz lassen)
1 EL Petersilie (gehackt)
1 EL Zitronenmelisse (gehackt)
Pfeffer, Salz

Zubereitung

1 Zwiebeln in Butter andünsten, Champignons zugeben und mitdünsten.
2 Mit Weißwein ablöschen und einreduzieren lassen.
3 Sahne, Liebstöckel, Petersilie und Zitronenmelisse zugeben, kurz aufkochen. Mit Pfeffer und Salz abschmecken. Liebstöckel entfernen und die Champignons auf Tellern anrichten.

Tipp Passt gut zu Semmelknödeln.

Kräuter-Creme-Champignons

Zutaten für 4 Personen

500 g frische Steinpilz-champignons (geputzt, geviertelt)
40 g Butter
100 ml Weißwein
Je 1 Bund Petersilie, Estragon und Bärlauch (fein gehackt)
125 ml Crème fraîche
Pfeffer, Salz

Zubereitung

1 Champignons in Butter andünsten, mit Weißwein ablöschen und einreduzieren lassen.

2 Kräuter zufügen und kurz mitschmoren lassen.

3 Crème fraîche untermischen und mit Pfeffer und Salz abschmecken.

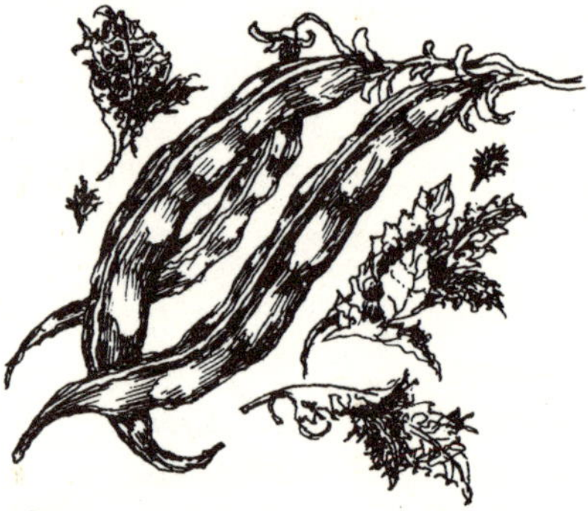

Minz-Bohnen mit Tomaten

Zutaten für 4 Personen

600 g grüne Bohnen (geputzt, in mundgerechte Stücke geschnitten)
30 ml Sonnenblumenöl
2 Knoblauchzehen (geschält, zerdrückt)
3 Tomaten (gehäutet, gewürfelt)
1 Messerspitze gemahlener Koriander
1 TL frische Minzeblättchen (gehackt)
Pfeffer, Salz
Etwas Zucker

Zubereitung

1 Bohnenstücke in Öl anbraten, Knoblauch, Tomaten und Koriander zugeben und 5 Minuten schmoren.

2 Minze zufügen, mit Pfeffer, Salz und Zucker abschmecken. Sofort servieren.

Tipp Achten Sie darauf, dass die Bohnen nicht zu lange schmoren, da sie sonst keinen Biss mehr haben und die Farbe verlieren.

Knoblauch-Butter-Bohnen

Zubereitung

1 Bohnen in Butter leicht anbraten. Knoblauch, Bohnenkraut, Pfeffer, Salz und Zucker zufügen.

2 Mit 100 Milliliter Wasser aufgießen und unter mehrfachem Rühren mit halbgeöffnetem Deckel garen. Auch hier gilt es, die Bohnen nicht zu lange zu garen, da sie sonst unansehnlich werden und keinen Biss mehr haben.

Zutaten für 4 Personen

600 g Bohnen (geputzt, in mundgerechte Stücke geschnitten)
50 g Butter
3 Knoblauchzehen (geschält, zerdrückt)
2 kleine Zweige Bohnenkraut
Pfeffer, Salz
1 Prise Zucker

Frittiertes Gemüse in Bierteig

Zubereitung

1 Butter erhitzen, bis sie flüssig wird. Mit Mehl, Ei und Salz gut verrühren, dann solange Bier untermengen, bis ein halbflüssiger Teig entstanden ist.

2 Den Teig zum Quellen etwa 1 Stunde ruhen lassen.

3 Gemüse darin wälzen, etwas abtropfen lassen und in der Fritteuse oder einem großen Topf mit heißem Fett goldbraun ausbacken.

Tipp Passt gut zu kurz gebratenem Fleisch. Vegetarier reichen dazu Brot und eine große Portion frischer Blattsalate.

Zutaten für 4 Personen

25 g Butter
125 g Mehl
1 Ei
Salz
1–5 EL Bier
1 EL frische Kräuter, z. B. Petersilie, Kerbel, Kräuter der Provence (fein gehackt)
12 kleine Champignons (geputzt, ohne Stiel)
12 Röschen Blumenkohl (geputzt, blanchiert)
2 kleine Zucchini (geputzt, in 8 Stücke geschnitten, blanchiert)
Fritteuse und Frittierfett

Kleine, feine Spezialitäten

Scharfes Rosmarinöl

Zutaten für 1 Flasche

3 Zweige frischer Rosmarin
2 getrocknete Chilischoten
750 ml Olivenöl

Zubereitung

1 Die Rosmarinzweige etwa zwei bis drei Tage lang trocknen.

2 Die Zweige und die Chilischoten in eine Flasche geben, das Öl darüber gießen und die Flasche gut verschließen.

3 Die Flasche muss 2 bis 3 Wochen lang kühl und dunkel stehen. Dann das Öl abfiltrieren und in eine frische Flasche füllen. Wichtig: Das Öl kühl und dunkel lagern.

Tipp Das scharfe Rosmarinöl passt hervorragend zu gegrilltem Fleisch oder Gemüse, wie z. B. Geflügel, Steaks, Auberginen und Zucchini.

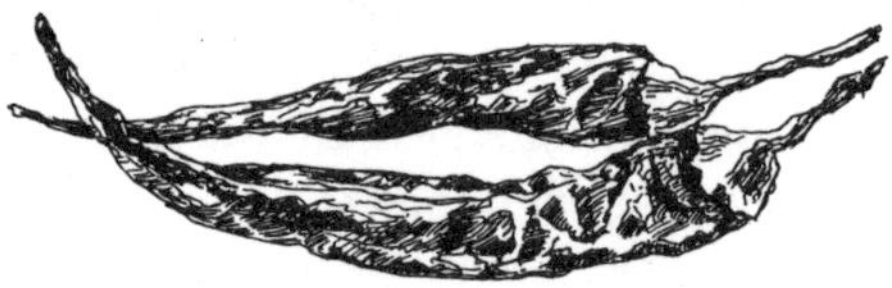

Kräuter-Essig

Zutaten

Als Rohstoff für alle Kräuteressig-Ansätze empfiehlt sich ausschließlich guter Weinessig mit ausreichendem Säuregehalt (6 bis 7 %), da sonst der angesetzte Essig umkippen kann.
Als gute Kräuter-Kombinationen bieten sich an:

Zubereitung

1 Wählen Sie eine der genannten Kräuterkombinationen aus oder kreieren Sie Ihre eigene Mischung.

2 Die Kräuter waschen und gut trockentupfen. In eine ausreichend große Flasche geben, mit Essig auffüllen, Flasche verschließen.

3 Lassen Sie den Kräuteressig an einem hellen Ort ziehen, z. B. auf der Fensterbank. Nach etwa zehn Tagen sind die Aromen der Kräuter in den Essig übergegangen.

4 Nun gibt es zwei Möglichkeiten: Einmal den Essig abfiltrieren und in eine frische Flasche füllen. Oder die Kräuter in der Flasche belassen, was sehr dekorativ aussieht. Den Essig gut verschlossen an einem dunklen und kühlen Ort aufbewahren.

1. Salbei, Melisse, Liebstöckel
2. Thymian, Rosmarin, Lorbeer
3. Bärlauch, Zitronenmelisse (milder)
4. Knoblauch, unbehandelte Zitrone (kräftiger)

Knoblauch-Sauerampferessig

Zubereitung

1 Essig in einem Topf mit Pfeffer, Senfsaat und Knoblauch einmal aufkochen.

2 Die Sauerampferblätter in eine Flasche geben und mit dem Essigsud auffüllen. Die Flasche verschließen und an einem hellen Ort 8 Tage ziehen lassen. Danach in eine frische Flasche abfiltrieren.

Zutaten für 1 Flasche

500 ml Weißweinessig
6 Pfefferkörner
2 TL Senfsaat
2 Knoblauchzehen (geschält, geviertelt)
15 Sauerampferblätter

Rotweinessig mit Salbei

Zubereitung

1 Alle Zutaten in eine vorbereitete Flasche geben und mit Rotweinessig auffüllen.

2 Die Flasche verschließen und ca. 2 Wochen an einem hellen Ort ziehen lassen, dann in eine frische Flasche abfiltrieren.

Zutaten

10 Blatt Salbei
1 frische Chilischote (geputzt, entkernt)
1 Lorbeerblatt
1 TL Koriandersamen
750 ml Rotweinessig

Cajun-Gewürz I

Zutaten

2 TL Thymian
2 TL Majoran
1 TL Kreuzkümmel
2 EL Salz
1 EL Knoblauchpulver (nicht Knoblauchsalz)
1 EL Zwiebelpulver (nicht Zwiebelsalz)
2 TL weißer Pfeffer (gemahlen)
2 TL Cayennepfeffer

Zubereitung

1 Thymian, Majoran und Kreuzkümmel mahlen, z. B. mit einem Pürierstab, Mixer oder einer elektrischen Kaffeemühle.

2 Zusammen mit den anderen Zutaten gut vermischen und in einem dicht schließenden Gefäß aufbewahren.

Tipp Cajun-Gewürz ist in der gesamten kreolischen Küche zu finden. Es passt beispielsweise hervorragend zu gegrilltem Fisch, Fleisch und Gemüse sowie zu deftigen Eintöpfen, Schalen- und Krustentieren.

Cajun-Gewürz II

Zutaten

2 EL Thymian
2 EL Lorbeer
1 EL Petersilie
1 TL Basilikum
1 EL Knoblauchpulver (nicht Knoblauchsalz)
1 EL Zwiebelpulver (nicht Zwiebelsalz)
2 EL schwarzer Pfeffer
1 EL Cayenne-Pfeffer
1 Tasse Salz

Zubereitung

1 Thymian, Lorbeer, Petersilie und Basilikum fein rebeln.

2 Zusammen mit den anderen Zutaten gut vermischen und in einem dicht schließenden Gefäß aufbewahren.

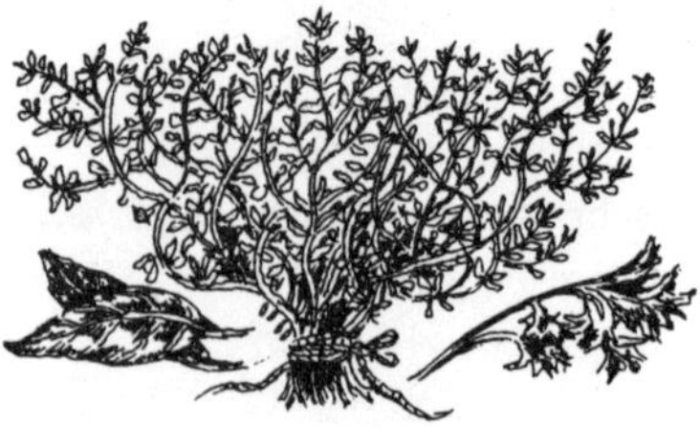

Kräutersalz

Zubereitung

1 Eine kleinere Menge Salz und die Hälfte der Kräuter in einem Mörser so lange verreiben, bis eine gleichmäßige Mischung der Korngrößen entstanden ist.

2 Den Vorgang wiederholen, bis alle Kräuter fein zerkleinert sind. Dann den Rest des Salzes zugeben und gut untermischen. In einem gut schließenden Glas aufbewahren.

Zutaten

200 g Salz
20 g getrocknete Kräuter (Thymian, Rosmarin, Dost)

Tipp Schmeckt prima zu Gegrilltem, Pasta, Pizza und anderen mediterranen Gerichten.

Kräuter-Ketschup

Zubereitung

1 Die Tomaten vom Strunk befreien und zusammen mit allen anderen Zutaten in einem großen Topf aufsetzen und bei mittlerer Temperatur zum Kochen bringen. Köcheln lassen, bis das Gemüse richtig weich ist.

2 Die Masse durch ein Sieb streichen. Nochmals kochen, bis das Ketschup eine sämige, soßenartige Konsistenz hat.

3 In vorbereitete Flaschen oder Gläser füllen. Gut verschließen. Kühl und dunkel aufbewahren.

Zutaten

2 kg reife Tomaten
500 g Zwiebeln (gehackt)
7 Knoblauchzehen (geschält, gepresst)
5 EL Petersilie (gehackt)
3 EL Dill (gehackt)
2 EL frisches Basilikum (gehackt)
1 TL Rosmarin (gehackt)
2 TL Thymian (gehackt)
4 Stängel Blattsellerie (gehackt)
3 frische Chilischoten (halbiert)
200 g brauner Zucker
2 gehäufte EL Salz
350 ml Essig

Frisches Tomatenmark

Zutaten

2,5 kg reife Fleischtomaten oder Eiertomaten (grüner Strunk entfernt, gewürfelt)
3 TL Salz
2 EL Zucker
5 EL Basilikum (gehackt)
2 EL frische Kräuter, z. B. Rosmarin, Thymian, Quendel, Dost (gehackt)

Zubereitung

1 Alle Zutaten in einem Topf unter Rühren zum Kochen bringen. Unter ständigem Rühren etwa um ein Drittel einreduzieren.

2 Die Masse durch ein Sieb streichen und noch heiß in vorbereitete Einmach- oder Twist-off-Gläser füllen und ca. 35 Minuten bei 98 Grad in einem Einkochtopf sterilisieren.

Tipp Das Tomatenmark ist eine gute Grundlage für Pasta-Soßen.

Apfel-Minz-Gelee

Zutaten

1,5 kg säuerliche Äpfel (entkernt, geachtelt)
150 ml Zitronensaft
1 Bund frische Minze
1:1-Gelierzucker (Menge nach Packungsangabe)
Etwas grüne Lebensmittelfarbe

Zubereitung

1 Die Äpfel mit dem Zitronensaft und der Minze in 750 Milliliter Wasser aufkochen und 15 Minuten köcheln. Apfelstücke mit einem Kochlöffel zerstoßen, weitere 10 Minuten köcheln lassen.

2 Die Masse in ein Sieb schütten, das in einer Schüssel hängt, und über Nacht abtropfen lassen.

3 Saft abmessen und mit Gelierzucker nach Packungsangabe ein Gelee herstellen. Eventuell etwas grüne Lebensmittelfarbe zugeben und in vorbereitete Gläser füllen. Gut verschließen.

Tipp Wird als Brotaufstrich oder zu Lammbraten gereicht.

Kräuter-Creme

Zutaten

100 g frische Kräuterblättchen (z. B. Estragon)
20 g Salz
Etwa 100 ml Olivenöl

Zubereitung

1 Die Kräuter werden mit Salz im Mixer püriert, eventuell kann schon eine kleine Menge Olivenöl dazugegeben werden. Es muss ein weicher Brei entstehen.

2 Die Masse in ein Glas füllen und mit Olivenöl bedecken. Glas verschließen.

Tipp Dies ist eine hervorragende Methode, Kräuter zu konservieren. Die Kräutercreme kann wie frische Kräuter in Suppen, Soßen und Salatsoßen verwendet werden.

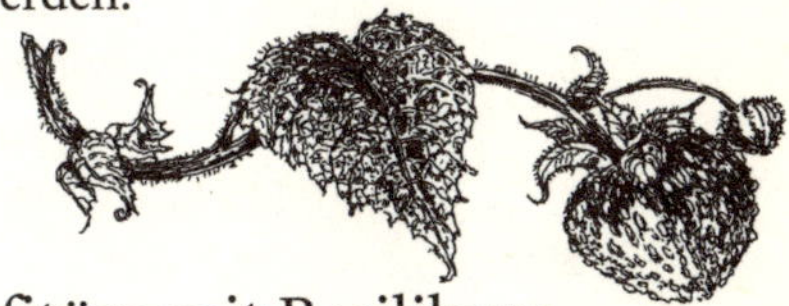

Erdbeerkonfitüre mit Basilikum

Zutaten

Eine Hand voll Basilikumblätter
Etwas Zucker
1 kg Erdbeeren (geputzt, etwas zerkleinert)
250 ml trockener Rotwein
500 g Gelierzucker 2:1

Zubereitung

1 Die Basilikumblätter grob zerkleinern, in eine kleine Schüssel geben.

2 In 50 Milliliter kochendem Wasser 2 Esslöffel Zucker auflösen. Den Sirup über das Basilikum gießen und ziehen lassen.

3 Die Erdbeeren zusammen mit dem Rotwein in einen großen Topf geben. Mit dem Gelierzucker nach Packungsanleitung aufkochen. Weich gekochte Erdbeeren zu einem Mus zerdrücken.

4 Wenn die Gelierprobe gelingt, das Basilikum gut unterrühren und alles in Twist-off-Gläser abfüllen.

Heiße und kalte Getränke

Magenbitter

Zutaten für 1 Flasche

750 ml Korn
1 TL getrocknete Pfefferminze
1 TL getrockneter Salbei
1 TL zerstoßene Fenchelsamen
1 TL zerstoßene Anissamen
8 zerstoßene Koriandersamen
400 g Zucker

Zubereitung

1 Den Schnaps mit den Kräutern und Gewürzen mischen und an einem hellen Ort verschlossen ziehen lassen. Nach 18 Tagen absieben.

2 Aus Zucker und 100 Milliliter Wasser einen Sirup kochen. Achtung, der Zucker darf nicht zu heiß werden, damit er nicht karamellisiert! Abkühlen lassen und im abgegossenen Schnaps auflösen.

3 In frische Flaschen abfüllen und etwa 14 Tage reifen lassen. Wohlsein!

Minz-Likör

Zutaten für 1 Flasche

250 g Kandiszucker
20 EL frische Minzeblätter
1 TL Koriandersamen
750 ml klarer Schnaps

Zubereitung

1 In eine ausreichend große, gut schließende Flasche den Kandiszucker mit einem Trichter einfüllen, dann die Minzeblätter darüber geben, Koriander dazu und mit dem Schnaps auffüllen. Die Flasche verschließen.

2 Etwa 5 Wochen an einem dunklen Ort ziehen lassen, wo sich der Zucker nach und nach auflöst.

3 Wenn der Zucker aufgelöst ist, die Flasche gut schütteln und den Likör in eine frische Flasche absieben.

Würziger Tomatensaft

Zutaten

5 kg reife Tomaten (vom Strunk befreit, geviertelt)
5 Zwiebeln (grob in Stücke geschnitten)
1 Stange Lauch (geputzt, in 5 Stücke geschnitten)
5 Bund Petersilie (grob geschnitten)
3 Bund Basilikum (grob geschnitten)
Salz, Pfeffer

Zubereitung

1 Gemüse und Kräuter im Entsafter zu Saft verarbeiten. Den Saft mit Pfeffer und Salz abschmecken.

2 In Flaschen füllen und im Einkochtopf 20 Minuten bei 98 Grad sterilisieren.

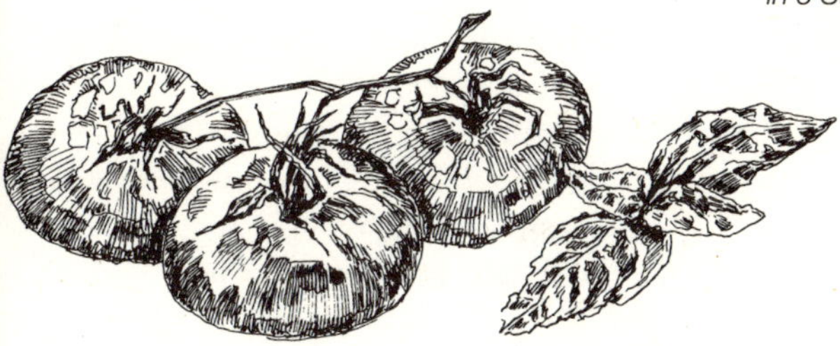

Susannes Apfel-Cocktail mit Maikraut

Zutaten für 4 Personen

1 Bund Maikraut (Waldmeister)
400 ml Apfelsaft
2 TL Zucker
6 Zweige Zitronenmelisse
80 ml Apfelschnaps
350 ml Sekt

Zubereitung

1 Das Maikraut etwas anwelken lassen (dann ist das Aroma stärker) und mit Apfelsaft, Zucker und Zitronenmelisse etwa 90 Minuten ziehen lassen.

2 Maikraut und Melisse herausnehmen und mit Schnaps und Sekt auffüllen, sofort servieren.

Tipp Wem die Farbe nicht grün genug ist, der kann bei Bedarf noch ein Tröpfchen Lebensmittelfarbe dazugeben.

Erdbeer-Buttermilch

Zutaten für 2 Personen

400 ml Buttermilch
200 g Erdbeeren (geputzt)
Saft von 1 Zitrone
2 TL Zucker
2 TL Zitronenmelisse (gehackt)

Zubereitung

1 Erdbeeren vierteln und zusammen mit Buttermilch, Zitronensaft und Zucker im Mixer pürieren.

2 Zitronenmelisse unterrühren und kalt servieren.

Zitronen-Minz-Jogurt

Zutaten für 2 Personen

350 ml Jogurt natur
Saft von 1 Zitrone
4 TL Honig
1 TL frische Minze (gehackt)
2 EL zerstoßenes Eis

Zubereitung

1 Alle Zutaten bis auf das Eis im Mixer 1 Minute pürieren.

2 Mit je einem Esslöffel zerstoßenem Eis und einem dicken Strohhalm servieren.

Tomaten-Cocktail

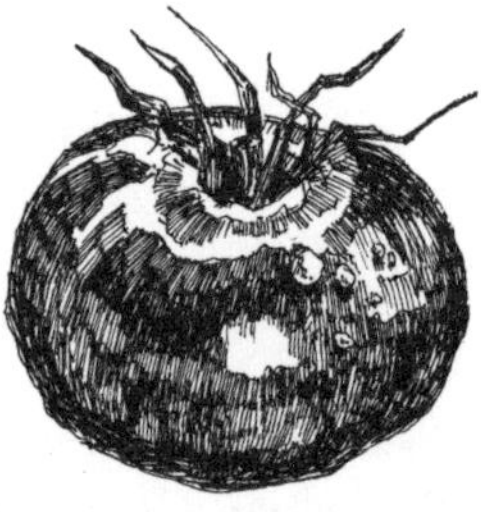

Zutaten für 2 Personen

4 Eiswürfel
2 EL Tomatenketschup
2 TL Worcestersoße
2 TL Zitronensaft
250 ml Tomatensaft
Pfeffer, Salz
2 TL frische Sellerieblätter (fein gehackt)
2 Stangen Sellerie (geputzt)

Zubereitung

1 Eis, Ketschup, Worcestersoße, Zitronen- und Tomatensaft, Pfeffer und Salz im Mixer pürieren.

2 Sellerieblätter unterrühren und in zwei Gläser füllen.

3 Mit einer Stange Sellerie und Pfeffer und Salz servieren.

Minze-Cocktail

Zutaten für 2 Personen

4 Eiswürfel
2 Zweige frische Minze
50 ml Whisky
50 ml Grapefruitsaft
10 ml Pastis
1 TL Zucker

Zubereitung

1 Eiswürfel, Minze, Whisky, Grapefruitsaft, Pastis und Zucker im Shaker gut mixen und in Cocktailgläser gießen.

Tipp Den Cocktail mit Minzblättchen dekoriert servieren.

Heißer Apfelwein mit Minze

Zutaten für 2 Personen

500 ml Apfelwein
30 g Zucker
3 Zweige Minze
1/2 Stange Zimt
1 Gewürznelke
2 Scheiben unbehandelte Zitrone

Zubereitung

1 Apfelwein, Zucker, Minze und Gewürze in einem Topf erhitzen (nicht kochen), vom Feuer nehmen und 4 Stunden ziehen lassen.
2 In einen anderen Topf absieben, noch einmal erhitzen und in Punschgläsern mit je einer Scheibe Zitrone servieren.

Kräuterbuttermilch

Zutaten für 2 Personen

500 ml Buttermilch
2 EL Schnittlauch, Sauerampfer, Dill, Petersilie (gehackt)
2 TL Zitronensaft
1 Prise Zucker

Zubereitung

1 Alle Zutaten gut verrühren.
2 Im Kühlschrank mindestens 30 Minuten ziehen lassen.

Tipp Im Sommer gut gekühlt als Snack servieren.

Kräuterhexe

Zutaten für 2 Personen

Je 2 EL Dill, Petersilie, Pimpinelle (fein gehackt)
Je 2 TL Kerbel, Zitronenmelisse (fein gehackt)
2 EL Zitronensaft
2 Spritzer grüner Tabasco
500 ml Milch
Salz, Pfeffer
1 Messerspitze Zucker
2 Petersilienstängel zum Garnieren

Zubereitung

1 Kräuter, Zitronensaft und Tabasco mit der Milch verrühren. Mit Salz, Pfeffer und Zucker abschmecken.

2 Mit je einem Petersilienstängel servieren.

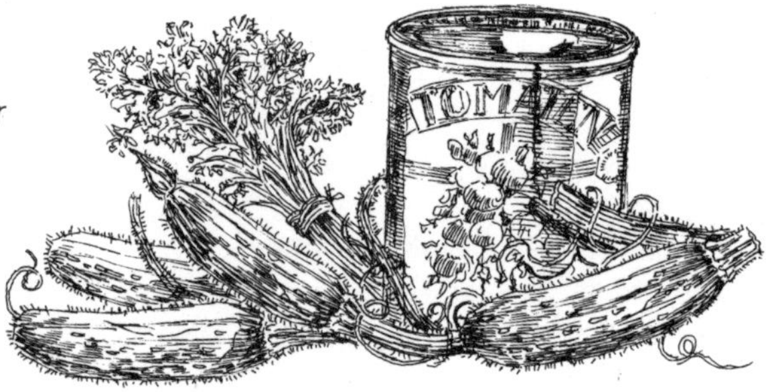

Alkoholfreie Lady Mary

Zutaten für 2 Personen

1/3 Salatgurke (geschält, in Stücke geschnitten)
10 frische Basilikumblätter
1 TL Zwiebelwürfel
Pfeffer, Salz
1 EL Zitronensaft
6 Eiswürfel
150 ml Tomatensaft
2 Perlzwiebeln

Zubereitung

1 Gurkenstücke, Basilikum, Zwiebelwürfel, Pfeffer, Salz und Zitronensaft in einem Mixer fein pürieren.

2 Auf 2 große Gläser mit Eiswürfeln aufteilen. Tomatensaft aufgießen und mit Perlzwiebeln garniert servieren.

Tipp Wer möchte, kann dem Cocktail noch durch einen Spritzer Tabasco etwas Schärfe verleihen.

Marokkanischer Tee

Zubereitung

1 750 Milliliter Wasser zum Kochen bringen und etwas abkühlen lassen. Teeblätter und Minze damit übergießen. 5 Minuten ziehen lassen.

2 Man kann den Tee heiß oder mit etwas Zitronensaft und Zucker eisgekühlt servieren.

Zutaten für 3 Personen

2 gehäufte TL loser grüner Tee
4–5 Zweige Minze

Holzfällers Lagerfeuer

Zubereitung

1 Apfelsaft mit Gewürzen, Melisse, Zucker und Zitronensaft aufkochen, 10 Minuten ziehen lassen.

2 Durch ein Sieb abgießen und Whisky zufügen. In Punschgläsern servieren.

Zutaten für 2 Personen

250 ml Apfelsaft
2 Gewürznelken
1/2 Stange Zimt
2 Zweige Zitronenmelisse (oder 2 TL getrocknete Melisse)
4 TL brauner Zucker
1 TL Zitronensaft
100 ml Whisky

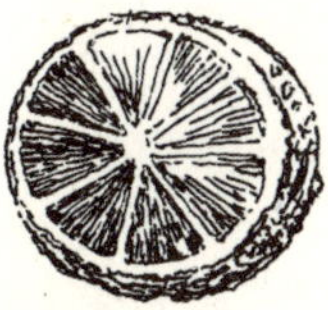

Rote Rose aus dem Balkan

Zubereitung

1 Jogurt mit Tomatensaft und Kräutern im Mixer gut mischen.

2 Mit Salz und Zucker abschmecken und in einem hohen Glas servieren.

Zutaten für 1 Person

150 ml Jogurt
125 ml Tomatensaft
Je 1 TL Schnittlauch, Dill, Petersilie (gehackt)
Je 1 Prise Salz und Zucker

Süße Köstlichkeiten

Bayerische Creme mit kandierten Veilchen

Zutaten für 6 Personen

Für die Veilchen

1 Eiweiß

24 frische Veilchenblüten (gesäubert)

250 g feinster Zucker

Für die Creme

10 Blatt Gelatine

1/2 l Milch

1 Vanilleschote

5 Eigelb

125 g Puderzucker

500 ml Sahne

Zubereitung

1 Eiweiß etwas anschlagen, jede einzelne Blüte von allen Seiten mit einem Pinsel mit Eiweiß bestreichen.

2 Zucker in eine flache Schale füllen. Die jeweils bepinselte Blüte in den Zucker legen und von allen Seiten damit bestreuen, bis in jeder Falte Zucker ist.

3 Die Blüten auf ein Blech mit Backpapier legen und an der Luft oder im Backofen bei niedrigster Temperatur trocknen.

4 Für die Creme Blattgelatine in kaltem Wasser einweichen.

5 Milch mit der aufgeschnittenen Vanilleschote zum Kochen bringen und vom Herd nehmen.

6 Eigelb in einer großen Metallrührschüssel mit dem Puderzucker schaumig schlagen. Die Schüssel in ein heißes Wasserbad stellen und die Eimasse weiter schlagen.

7 Die Vanillemilch unter kräftigem Schlagen langsam in die Eimasse einarbeiten und unter ständigem Schlagen auf 80 Grad erhitzen. (Achtung: Wenn die Masse zu heiß wird, gerinnt das Eigelb.)

8 Die Gelatine aus dem kalten Wasser nehmen, ausdrücken und in einer kleinen Metallschüssel unter ständigem Rühren auflösen. Nun langsam in die noch heiße Milch-Ei-Masse einrühren und kalt stellen, ab und zu umrühren.

9 Sahne steif schlagen. Wenn die Milch-Ei-Masse zu stocken beginnt, sofort die geschlagene Sahne vorsichtig unterheben. In eine Schüssel geben oder auf Portionsschalen verteilen und kalt stellen.
10 Vor dem Servieren mit kandierten Veilchen dekorieren.

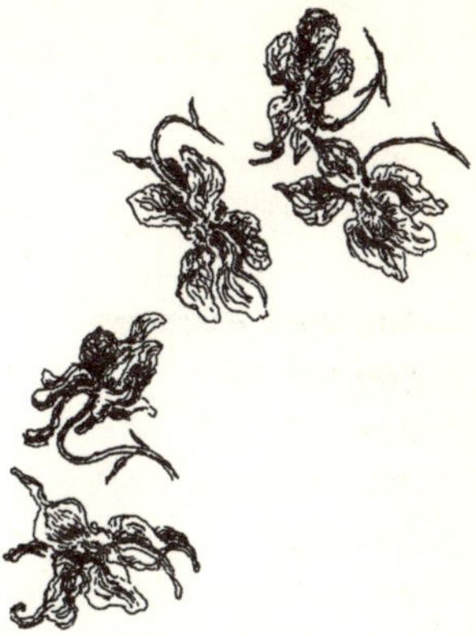

Tipp Sie können auch andere (ungiftige!) Blüten oder Blütenblätter auf diese Weise zubereiten, z. B. Rosenblätter.

Apfel-Minz-Sorbet

Zutaten für 4 Personen

300 g säuerliche Äpfel (geschält, entkernt, gewürfelt)
50 g Zucker
250 ml Weißwein
2 EL Minzeblättchen (fein gehackt)
3 EL Zitronensaft

Zubereitung

1 Äpfel, Zucker und Weißwein zum Kochen bringen. Unter Rühren solange weiterkochen, bis die Apfelstückchen weich sind.
2 Mit einem Pürierstab fein zerkleinern, Minze (einige Blättchen zum Garnieren beiseite legen) und Zitronensaft unterrühren. In einer Metallschüssel ins Tiefkühlfach stellen.
3 Alle 15 Minuten mit einem Schneebesen die gebildeten Eiskristalle zerschlagen. Nach und nach wird die Masse fester. Wenn sie fest genug ist, in Portionsschalen füllen, mit Minzeblättchen garnieren und sofort servieren.

Tipp Sie können auch Erdbeeren oder Aprikosen verwenden und diese mit Zitronenmelisse aromatisieren.

Ringelblumen-Speise

Zutaten für 4 Personen

75 g Zucker
50 g frische Ringelblumen-Blütenblätter
4 Eier
500 ml Milch

Zubereitung

1 Zucker und Ringelblumen-Blütenblätter solange mit einem Holzlöffel, Mörser oder Ähnlichem zerdrücken, bis die Blätter aufgerieben sind.

2 Eier und Milch mit einem Handrührgerät verschlagen, die Ringelblumenmasse unterrühren, in feuerfeste Förmchen füllen und im Wasserbad im Backofen ca. 45 Minuten bei 160 Grad (140 Grad Umluft) garen.

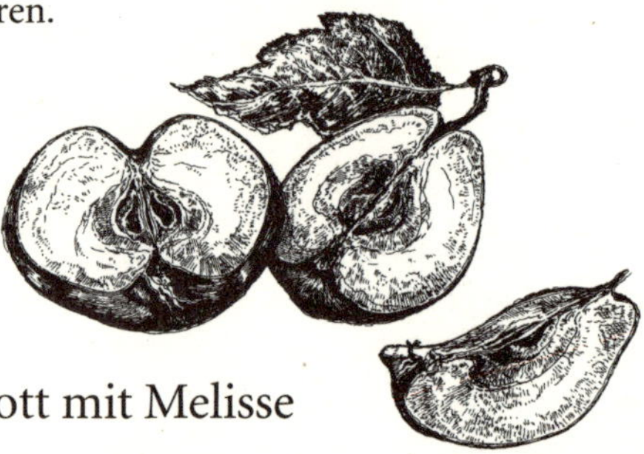

Anis-Apfelkompott mit Melisse

Zutaten

50 ml Zitronensaft
220 g Zucker
1 1/2 EL Anissamen
3 kg Äpfel (geschält, entkernt, geachtelt)
8 Zweige Zitronenmelisse

Zubereitung

1 800 Milliliter Wasser mit Zitronensaft und Zucker aufkochen. Anissamen zufügen und noch einmal aufkochen. Dann vom Herd nehmen.

2 Die Apfelstücke mit Melissezweigen in vorbereitete Einmach- oder Twist-off-Gläser geben. Dann das Zuckerwasser darüber gießen.

3 Die gut verschlossenen Gläser im Einkochtopf ca. 35 Minuten bei 80 Grad sterilisieren.

Zitronencreme mit Erdbeersoße

Zutaten für 4 Personen

250 g Jogurt natur
75 g Zucker
Saft von 1 Zitrone
Blättchen von 2 Zweigen Zitronenmelisse (fein gehackt)
150 ml Sahne, geschlagen
300 g Erdbeeren
50 g Zucker
einige Zitronenmelisseblättchen zum Garnieren

Zubereitung

1 Jogurt, Zucker, Zitronensaft und gehackte Zitronenmelisse zu einer Creme verrühren.

2 Geschlagene Sahne unterheben und in Portionsschälchen füllen.

3 Erdbeeren mit Zucker pürieren, auf die Creme geben und mit einigen Zitronenmelisseblättchen garnieren.

Tipp Gekühlt serviert ist die Zitronencreme eine leckere Erfrischung an heißen Sommertagen.

Bratäpfel

Zutaten für 4 Personen

4 EL Nüsse (gehackt)
4 EL Rosinen
4 EL Johannisbeergelee
1 TL frisches Basilikum (gehackt)
1 Prise Koriander (gemahlen)
1/4 TL Zimt (gemahlen)
4 Boskop-Äpfel (gewaschen, Kerngehäuse ausgestochen)
40 g Butter
125 ml Rotwein
10 ml Rum
125 g brauner Zucker
8 Bällchen Vanilleeis

Zubereitung

1 Nüsse, Rosinen, Gelee, Basilikum, Koriander und Zimt vermischen und die Äpfel damit füllen. Die gefüllten Äpfel in eine gefettete Auflaufform stellen.

2 Butter, Wein, Rum und braunen Zucker zusammen erhitzen, bis der Zucker aufgelöst ist. Die Äpfel damit übergießen und im Backofen bei 180 Grad (160 Grad Umluft) ca. 1 Stunde backen.

3 Mit Vanilleeiskugeln sofort servieren.

Tipp Die Bratäpfel schmecken auch mit Vanillesoße lecker.

Obstsalat mit Melisse und Monarda

Zutaten für 4 Personen

4 Orangen (geschält, filetiert)
500 g Erdbeeren (geputzt, geviertelt)
1 Apfel (geschält, entkernt, in Scheibchen geschnitten)
1 Banane (geschält, in Scheibchen geschnitten)
1 EL frische Melisse- und Monardablätter (gehackt)
2 EL Honig
3 EL Sherry

Zubereitung

1 Das klein geschnittene Obst in eine Schüssel geben.

2 Honig in Sherry durch Rühren auflösen und über das Obst gießen. Gut vermischen und ca. 1 Stunde ziehen lassen.

3 Kräuter unterheben und nicht zu kalt servieren.

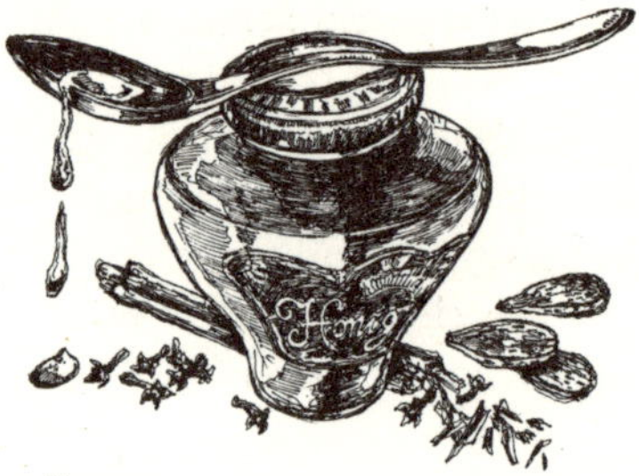

Minz-Lebkuchen

Zutaten

250 g Honig
125 g Zucker
75 g Butter
1 Ei
1/4 TL Nelken (gemahlen)
1/2 TL Zimt (gemahlen)
1/2 TL Kardamom (gemahlen)
1/2 TL Koriander (gemahlen)
1/2 TL Pfefferminze (gemahlen)
500 g Mehl
1 Pck. Backpulver

Zubereitung

1 Honig, Zucker und Butter erhitzen und auflösen. Vom Herd nehmen und in eine große Rührschüssel geben.

2 In die fast erkaltete Masse mit einem Handrührgerät auf höchster Stufe das Ei einrühren. Gewürze unterrühren. Nach und nach Mehl und Backpulver unterarbeiten. (Dazu muss nach einiger Zeit auf Knethaken umgestiegen werden.)

3 Teig ausrollen und ausstechen oder in Rechtecke schneiden. Auf einem mit Backpapier ausgelegten Blech ca. 15 Minuten bei 220 Grad (200 Grad Umluft) backen.

Himbeertörtchen mit Melisse

Zubereitung

1 Mehl, Backpulver, Zucker, Eigelb und Butter zu einem Mürbeteig verarbeiten. 1 Stunde kalt stellen und ruhen lassen.

2 Ausrollen und in 4 Tortelette-Formen bei 200 Grad (180 Grad Umluft) ungefähr 10 Minuten backen. Sofort aus den Förmchen stürzen. Kuvertüre schmelzen und die Tortelette-Böden damit bepinseln.

3 Vanillezucker, Crème fraîche und das Ei verschlagen und unter ständigem Rühren kurz aufkochen. Himbeergeist und Melisse unterrühren und die Masse auf die Tortelettes verteilen. Himbeeren darauf setzen und mit Gelee bestreichen.

Zutaten für 4 Personen

125 g Mehl
1 Messerspitze Backpulver
25 g Zucker
1 Eigelb
65 g Butter
50 g Zartbitterkuvertüre
1 EL Vanillezucker
150 g Crème fraîche
1 Ei
30 ml Himbeergeist
1 TL frische Melisse (gehackt)
250 g Himbeeren
2 EL Himbeergelee (geschmolzen)

Butterplätzchen mit Kräutern der Provence

Zubereitung

1 Alle Zutaten schnell zu einem Mürbeteig verarbeiten und im Kühlschrank 1 Stunde ruhen lassen.

2 Auf einer gemehlten Arbeitsfläche den Teig ausrollen und mit Backförmchen ausstechen. Die Plätzchen auf ein Blech mit Backpapier legen und mit verquirltem Eigelb bestreichen.

3 Ungefähr 10 Minuten bei 200 Grad (180 Grad Umluft) backen.

Zutaten

200 g Butter
130 g Zucker
1 Pck. Vanillezucker
250 g Mehl
1 Ei
1 TL Kräuter der Provence (Rosmarin, Thymian, Majoran, sehr fein gehackt)
1 EL Milch
1 Eigelb zum Bestreichen

Erdbeerrolle mit Melisse und Monarda

Zutaten

4 mittelgroße Eier
125 g Zucker
75 g Mehl
50 g Speisestärke
1 Messerspitze Backpulver
500 ml Sahne
75 g Puderzucker
1 Pck. Vanillezucker
2 Pck. Sahnesteif
500 g Erdbeeren (geputzt, die Hälfte geviertelt, die andere Hälfte püriert)
1 TL Zitronenmelisse (gehackt)
1 TL Monardablätter (gehackt)
Einige Melisse- und Monardablättchen zum Dekorieren

Zubereitung

1 Eier und 3 Esslöffel heißes Wasser schaumig schlagen. Zucker, Mehl, Stärke und Backpulver zugeben und 3 Minuten auf höchster Stufe mit dem Handrührgerät schlagen.

2 Auf ein Blech mit Backpapier streichen und im vorgeheizten Ofen bei 220 Grad (200 Grad Umluft) 10 bis 15 Minuten backen.

3 Sofort auf ein mit Zucker bestreutes Tuch stürzen. Backpapier mit kaltem Wasser bestreichen und vorsichtig abziehen. Den Biskuit mit dem Handtuch aufrollen und erkalten lassen.

4 Sahne, Puderzucker, Vanillezucker und Sahnesteif nach Packungsangabe steif schlagen. In gut die Hälfte der Sahne Erdbeeren, Erdbeerbrei und gehackte Kräuter unterheben.

5 Den erkalteten Biskuit vorsichtig aufrollen, mit der Erdbeersahne bestreichen und wieder zusammenrollen. Mit der restlichen Sahne bestreichen und mit Melisse- und Monardablättchen dekorieren.

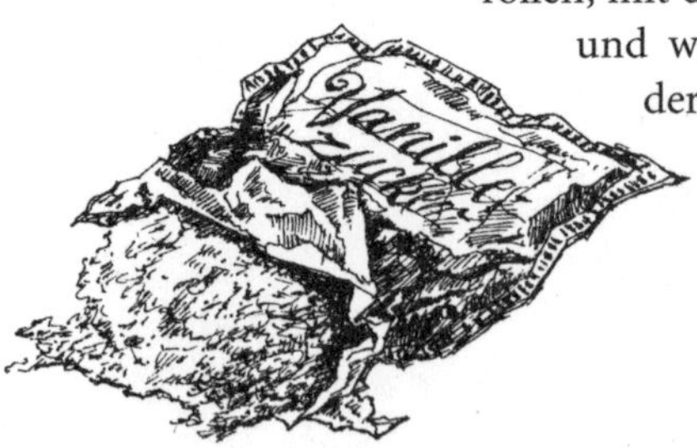

Shortbread mit Minze

Zutaten

125 g weiche Butter
100 g Puderzucker
150 g Mehl
1 TL Minze (gemahlen)

Zubereitung

1 Butter und Puderzucker schaumig schlagen. Das Mehl und die Minze schnell unterarbeiten, sonst wird der Teig zäh. Zu einer Kugel formen.

2 Auf einem Blech mit Backpapier die Kugel zu einem runden, ca. 3 Zentimeter dicken Fladen formen. Den Rand mit den Fingern wellig eindrücken. Die Teigplatte mit einem großen Messer in 8 Stücke aufteilen, jedoch nur zur Hälfte der Teighöhe einschneiden. Mit einer Gabel jedes der markierten Stücke mehrmals einstechen.

3 Bei 160 Grad (140 Grad Umluft) ca. 40 Minuten auf mittlerer Schiene backen.

4 Abkühlen lassen. Wenn das Shortbread lauwarm ist, noch einmal an den Markierungen halb durchschneiden. Es wird erst bei Tisch zerbrochen.

Tipp Diesem Grundrezept kann man die verschiedensten Gewürze und andere Kräuter – ganz nach Geschmack – zugeben. Shortbread ist eine wundervolle Ergänzung für eine gelungene englische Teestunde.

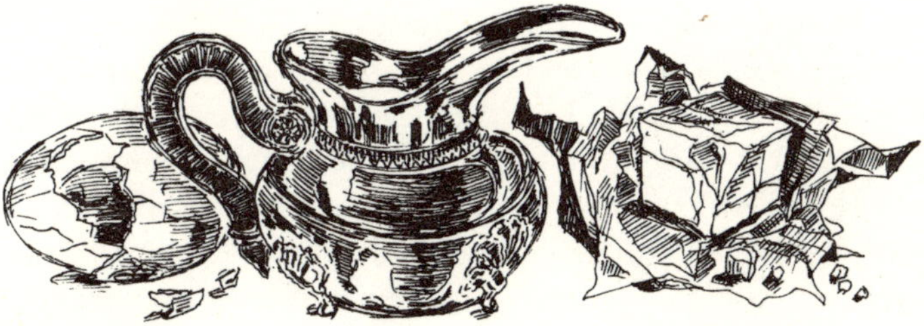

Pikante Backwaren

Grundrezept für Pizzateig

Zutaten für 4 Personen
20 g Hefe
1 Prise Zucker
300 g Mehl
1 TL Salz
2 EL Olivenöl

Zubereitung

1 Hefe und Zucker in 125 Milliliter lauwarmem Wasser auflösen. 3 Esslöffel Mehl dazugeben und einen glatten Vorteig daraus rühren. An einem warmen Ort 30 Minuten gehen lassen.

2 Restliches Mehl in eine große Schüssel geben und in die Mitte eine Mulde drücken. Den Hefevorteig hineingießen und nach und nach das Mehl einarbeiten. Mit 125 Milliliter lauwarmem Wasser, Salz und Olivenöl zu einem glatten Teig kneten. An einem warmen, zugfreien Ort noch einmal 1 Stunde zugedeckt gehen lassen.

Pizza

Zutaten für 4 Personen
200 ml Tomatenmark (Rezept → Seite 138)
400 g Tomaten (gehäutet, vom Strunk befreit, gewürfelt)
2 TL frische oder 1 TL getrocknete Kräuter der Provence (Rosmarin, Thymian, Majoran, gehackt)
Pfeffer, Salz
Pizza-Grundteig (Rezept → oben)

Zubereitung

1 Tomatenmark, Tomaten und Kräuter zur Soße verrühren und mit Pfeffer und Salz abschmecken.

2 Den Pizzateig ausrollen und auf ein Backblech legen. Mit Öl einstreichen und die Tomatensoße darauf verteilen.

3 Oliven, Pilze, Salami und Schinkenscheiben, Basilikum sowie Zwiebel gleichmäßig auf dem Boden verteilen und zum Schluss mit dem Käse bestreuen.

Olivenöl
100 g schwarze Oliven
100 g frische Pilze (geputzt, in Scheiben geschnitten)
16 Scheiben Salami
8 Scheiben Schinken
2 EL frische Basilikum-Blätter
1 Zwiebel (in Streifen geschnitten)
250 g geriebener Emmentaler

4 Die Pizza im vorgeheizten Backofen bei 210 Grad (190 Grad Umluft) ca. 40 Minuten backen.

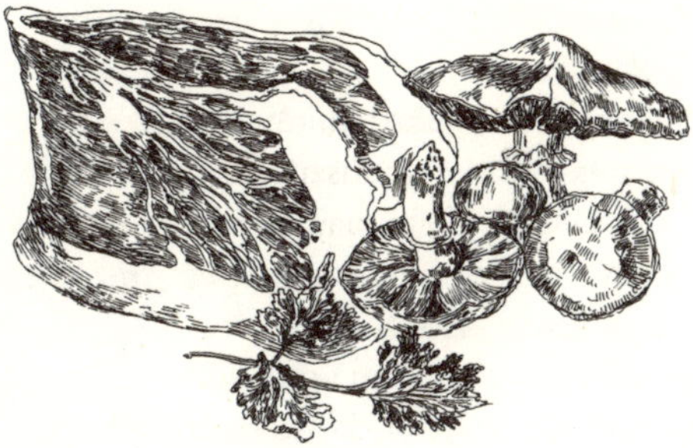

Pizza-Röllchen

Zutaten für 2–4 Personen
1 Zwiebel (fein gehackt)
2 Knoblauchzehen (geschält, zerdrückt)
Olivenöl
1 EL Tomatenmark (Rezept → Seite 138)
2 Tomaten (gehäutet, vom Strunk befreit, püriert)
2 TL frische oder 1 TL getrocknete Kräuter der Provence (Rosmarin, Thymian, Majoran, gehackt)
Pfeffer, Salz
1 TL Zucker
1 Grundteig für Pizza (Rezept → Seite 154)

Zubereitung

1 Zwiebel und Knoblauch in 40 Milliliter Olivenöl anbraten, Tomatenmark zugeben und kurz mitbraten. Tomatenpüree und Kräuter unterrühren und noch einmal kurz aufkochen. Mit Zucker, Salz und Pfeffer abschmecken.

2 Den Hefeteig zu einem Rechteck (Kantenverhältnis 1:3) ausrollen und mit der Tomatenmasse bestreichen. Den Teig von der langen Seite her aufrollen und in ca. 5 Zentimeter breite Schnecken schneiden. Die Schnecken mit der Anschnittstelle nach oben in eine gefettete Ofenpfanne geben und mit Olivenöl bestreichen.

3 Bei 200 Grad (180 Grad Umluft) etwa 20 Minuten backen, bis die Röllchen aufgegangen und goldbraun sind.

Rosmarin-Öhrchen

Zutaten für 2 Personen

100 g schwarze Oliven (entsteint, fein gehackt)
2 Knoblauchzehen (geschält, gepresst)
50 g Parmesan (frisch gerieben)
100 g Ricotta
1 EL frischer Rosmarin (gehackt)
50 ml Olivenöl
Pfeffer, Salz
2 Platten TK-Blätterteig

Zubereitung

1 Aus Oliven, Knoblauch, Käse, Rosmarin und Olivenöl eine Paste herstellen und mit Pfeffer und Salz abschmecken.

2 Den Blätterteig damit bestreichen und von beiden langen Seiten aus zur Mitte hin zweimal falten. Die beiden so entstandenen Wickel zusammenklappen und mit einem scharfen Messer in 1 bis 1,5 Zentimeter dicke Scheiben schneiden.

3 Mit der zweiten Blätterteigplatte genauso verfahren.

4 Auf einem Blech mit Backpapier auslegen und bei 200 Grad (180 Grad Umluft) backen, bis die Röllchen aufgegangen sind und eine goldbraune Farbe haben. Nicht zu dunkel backen!

Schinken-Käseröllchen

Zutaten für 4 Personen

4 Platten TK-Blätterteig
200 g Ricotta
150 g geriebener Käse
1 EL Kräuter, z. B. Rosmarin, Thymian, Dost, Majoran (fein gehackt)
Salz, Pfeffer
16 Scheiben Kochschinken
1 Eigelb
2 EL Milch

Zubereitung

1 Die Platten ausrollen und in je 4 gleichgroße Stücke schneiden.

2 Käse und Kräuter zu einer Paste verrühren und mit Salz und Pfeffer abschmecken. Gleichmäßig auf die 16 Blätterteigstücke jeweils in die Mitte streichen. Auf jedes Blätterteigstück eine Scheibe Schinken legen.

3 Die Stücke zusammenrollen und darauf achten, dass die Masse nicht herausquillt. Eigelb und Milch verquirlen und jedes Schinken-Käseröllchen damit bestreichen.

4 Auf ein Blech mit Backpapier legen und bei 180 Grad (160 Grad Umluft) nach Packungsangabe des Blätterteigs backen, bis die Röllchen aufgegangen und goldbraun sind.

Kräuterquarktaschen

Zutaten für 4 Personen

Für den Teig

300 g Mehl
1/2 TL Backpulver
1 Ei
1/2 TL Salz
1 Messerspitze Muskatnuss (gerieben)
100 ml Milch
100 g Butter oder Margarine

Für die Füllung

250 g Sahnequark (gut abgetropft)
1 Ei
4 EL Kräuter wie Petersilie, Dill, Schnittlauch, Pimpinelle etc. (fein gehackt)
1 TL Zitronensaft
Salz, Pfeffer

1 Eigelb zum Bestreichen

Zubereitung

1 Die Zutaten für den Teig zu einer glatten Masse kneten und ca. 45 Minuten ruhen lassen.

2 Quark, Ei, Kräuter und Zitronensaft gut verrühren und mit Salz und Pfeffer abschmecken.

3 Den Teig ca. 3 Millimeter stark ausrollen und 10 bis 12 Zentimeter große Kreise ausstechen.

4 Eigelb mit 2 Esslöffel Wasser verschlagen, die Ränder der Teigkreise damit einstreichen. Die Füllung in die Mitte der Teigkreise geben, die Kreise zuklappen und an den Rändern mit einer Gabel festdrücken.

5 Aus Teigresten kleine Formen ausstechen oder schneiden und die gefüllten Halbreise damit dekorieren. Oberseite mit Eigelb bestreichen und im vorgeheizten Ofen bei 200 Grad (180 Grad Umluft) ca. 20 Minuten backen, bis die Taschen goldbraun sind.

Kräuter in der Naturheilkunde

Wildpflanzen, die standhaft versuchen, sich ihren Platz in den streng angelegten Ziergärten zurückzuerobern und von den Hobbygärtnern in mühsamen Stunden wieder ausgejätet werden, gelten gemeinhin als Unkräuter. Schnell vergessen ist deren oft lange Tradition als Heilkraut. Schon zu Sebastian Kneipps Zeiten kannte man dieses Phänomen:

»Gegen das aber, was man im Überfluss hat, wird man gleichgültig, und daher kommt es auch, dass viele 100 Pflanzen und Kräuter für wertlose Unkräuter gehalten und mit den Füßen zertreten werden, statt dass man sie beachtet, bewundert und gebraucht.«

Heute ist die Anwendung von Heilpflanzen wieder »in«, und wenn Sie in der Apotheke nach einem Mittel gegen Schlaflosigkeit oder Husten fragen, wird Ihnen häufig ein pflanzliches Mittel statt eines chemischen Medikaments empfohlen. Pflanzliche Wirkstoffe oder deren synthetische Nachbildungen finden sich in mehr industriell hergestellten Medikamenten, als man glaubt.

Pflanzliche Wirkstoffe

Obgleich sich das Wissen um die heilenden Kräfte vieler Pflanzen wieder im Aufwind befindet, ist es für die Pharmaindustrie schwierig, sie in großem Maße herzustellen. Denn Heilkräuter sind komplexe Gebilde, die nicht selten mehrere Wirkstoffe enthalten, die ihren ganz speziellen gesundheitlichen Wert ausmachen und die auf den ersten Blick ohne Nutzen für die medizinische Verwendung erscheinen. Doch genau darin liegt das Problem: Wird ein Wirkstoff einer Heilpflanze dann isoliert als Medikament verwendet, ist seine Wirkung oft eine ganz andere als die gewünschte.

Dies liegt in erster Linie am komplizierten Wechselspiel der pflanzlichen Heilkräfte. Es ist niemals ein Wirkstoff allein, der die Heilwirkung einer Pflanze ausmacht. Auch die medizinisch auf den ersten Blick nicht relevanten Inhaltsstoffe tragen zum Therapieerfolg bei. So entscheiden Ballaststoffe z. B. darüber, wie schnell die Wirkstoffe vom Körper aufgenommen werden. Nachfolgend eine Auswahl der wichtigsten pflanzlichen Inhaltsstoffe:

Alkaloide sind organische Verbindungen mit mindestens einem Stickstoffatom. Wegen ihrer beträchtlichen Auswirkungen zählen viele Alkaloide zu den giftigen Wirkstoffen, so z. B. Cocain, Codein, Koffein, Morphin, Nikotin und Strychnin. Alkaloide haben auch in der Schulmedizin ihren festen Platz, so wird beispielsweise Codein als Mittel gegen Reizhusten eingesetzt, aber wegen seiner abhängig machenden Wirkung als Betäubungsmittel eingestuft. Von einer Selbstmedikation mit den stark wirkenden Alkaloiden ist dringend abzuraten.

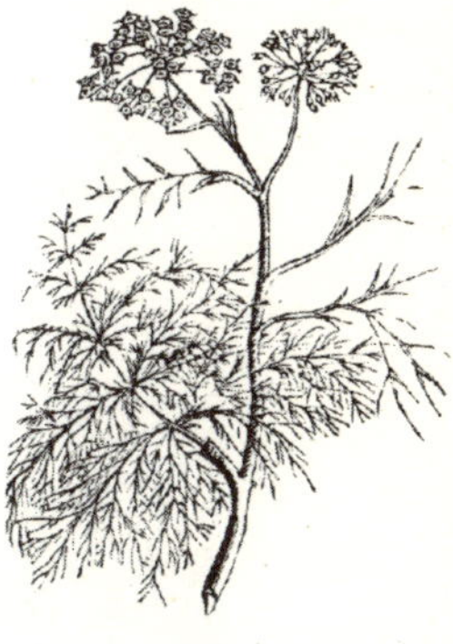
Fenchel

Ätherische Öle sind in vielen Pflanzen enthalten, hauptsächlich in Lippenblütengewächsen wie z. B. Basilikum, Lavendel und Pfefferminze, in Korbblütlern wie Gänseblümchen, Kamille und Ringelblume und in Doldengewächsen wie Anis, Fenchel und Kümmel. Die Pflanzen speichern die Öle in Drüsenhaaren oder Ölzellen. Bei Lavendel ist das Öl in den Blüten und bei der Zitrone vermehrt in den Fruchtschalen zu finden. Die Pflanzenheilkunde verarbeitet ätherische Öle meist nur in solchen Pflanzen, die sich durch einen hohen Gehalt des Öls auszeichnen, der zwischen 0,1 und 10 Prozent liegt. Allen ätherischen Ölen ist gemeinsam, dass sie sich nicht aus einem einzigen

Stoff, sondern aus Stoffgemischen mit teilweise über 100 verschiedenen Bestandteilen zusammensetzen. Sie sind leicht flüchtig und in Wasser meist nicht löslich. Typisch ist ihr starker Geruch, der häufig Wohlbefinden auslöst. Ätherische Öle wirken antibakteriell, entzündungshemmend, desinfizierend, krampflösend, verdauungsregulierend und durchblutungsfördernd.

Pflanzen, die Bitterstoffe enthalten, schmecken, wie der Name schon verrät, sehr bitter. In der Phytotherapie werden sie **Amara** genannt und in drei Gruppen eingeteilt:

Amara tonica zählen zu den reinen Bitterstoffen und haben eine insgesamt kräftigende Wirkung auf den Körper und regen die Produktion von Magensaft an. Appetitlosigkeit und Magenbeschwerden sind klassische Einsatzgebiete, ebenso auch die Anwendung bei Erschöpfung. Stellvertretend für Heilpflanzen mit diesen Inhaltsstoffen sind hier Enzian und Wermut zu nennen.

Amara aromatica enthalten neben den Bitterstoffen auch ätherische Öle und ergänzen dadurch die Anwendungsgebiete von Amara tonica. Sie werden mit Erfolg bei Magen- und Verdauungsbeschwerden eingesetzt.

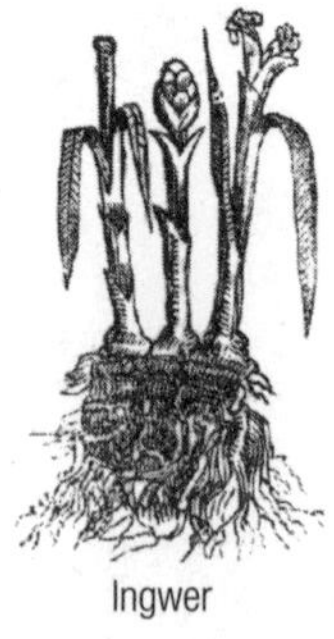
Ingwer

Amara acria zeichnen sich neben den Bitterstoffen durch ihren hohen Gehalt an Scharfstoffen aus, die sie enthalten. Was sich gleichfalls in ihrem Geschmack widerspiegelt. Sie sind hauptsächlich in Pflanzen enthalten, die gern zum Würzen verwendet werden, wie z. B. Pfeffer und Ingwer. In der Naturheilkunde werden ihre kreislauf- und verdauungsregulierenden Effekte geschätzt.

Unter **Flavonoiden** werden Stoffe gleicher chemischer Grundstruktur zusammengefasst. Sie kommen in den meisten Pflanzen vor und haben sehr unterschiedliche Wirkungen, so wirken Birkenblätter z. B. harntreibend. Durch die schnelle Ausscheidung dieser Inhaltsstoffe sind Flavonoide vor allem zur Langzeitbehandlung geeignet.

Gerbstoffe entziehen Haut und Schleimhaut Eiweiß und nehmen so den sich darauf vermehrenden Krankheitserregern die Lebensgrundlage. Hauptanwendungsgebiete sind Entzündungen im Mund- und Rachenraum sowie Durchfall. Eichenrinde und Blutwurz enthalten hohe Konzentrationen von Gerbstoffen, die aber auch magenreizend wirken können.

Glykoside haben alle die Gemeinsamkeit, dass sie sich in einen Zucker- und einen Nicht-Zuckeranteil aufspalten lassen. Ihre Wirkungen sind sehr verschieden, angefangen bei der Verwendung von Digitalis des Roten Fingerhuts gegen Herzschwäche über die schleimlösende Wirkung der Primelwurzel bis hin zur schweißtreibenden Eigenschaft von Lindenblüten.

Der Körper benötigt **Kieselsäure**, um das Bindegewebe in Form zu halten, und für das Wachstum von Haut, Haaren und Nägeln. Einige Pflanzen nehmen besonders viel Kieselsäure aus dem Boden auf, hierzu gehören beispielsweise der Ackerschachtelhalm und viele Gräser.

Saponine sind eine besondere Art von Glykosiden, die zusammen mit Wasser Schaum bildend sind. Wegen ihrer starken Oberflächenaktivität können sie hartnäckigen, zähen Schleim, beispielsweise auf den Bronchien, verflüssigen, der auf diese Weise anschließend abgehustet werden kann. Früher wurden

Pflanzen, die Saponine enthalten, häufig als Waschmittel eingesetzt. Heute finden sie in der Kosmetik als Emulgatoren und Dispergiermittel Anwendung und werden in der Phytotherapie zur Blutreinigung und Entzündungshemmung eingesetzt.

Scharfstoffe sind Säureamid- oder Sulfidverbindungen bzw. Senföle. Sie finden sich z. B. in Paprika, Senfsamen, Knoblauch sowie Küchenzwiebeln und wirken je nach Pflanze verdauungsanregend oder antibiotisch. Verwendung finden sie unter anderem als Einreibemittel bei Rheuma und Muskelverspannungen. Sie können aber auch Hautreizungen hervorrufen.

Pflanzenschleime haben die Eigenschaft, im Wasser zu quellen und dickflüssige Lösungen zu bilden. Der Schleim legt sich über Schleimhäute, hält reizende Stoffe ab und führt dadurch zu einer Reizmilderung. Aus diesem Grund finden Schleime Anwendung bei Entzündungen im Mund- und Rachenraum sowie im Magen. Obwohl nicht viele Pflanzen Schleimstoffe in ausreichender Menge enthalten, wie beispielsweise Eibisch, Malve und Isländisch Moos, sodass sie als Hauptwirkstoff therapeutisch genutzt werden könnten, beeinflussen Schleimstoffe in anderen Heilpflanzen doch deren Gesamtwirkung. Ferner lockern sie den Darminhalt und wirken dadurch abführend, wie z. B. Leinsamen.

Mineralien, **Spurenelemente** und **Vitamine** sind als essenzielle Nährstoffe notwendig, um die Körperfunktionen in Gang und damit den Menschen »funktionsfähig« zu halten. Sie sind in vielfältiger Weise in Pflanzen enthalten. Zeichnet sich eine Pflanze z. B. durch einen besonders hohen Vitamingehalt aus, wird sie bei Mangelzuständen oder zur Vorbeugung in der Therapie eingesetzt. Vitamin C stärkt bekanntlich das Immunsystem: Reich an diesem Vitamin ist z. B. die Hagebutte.

Zubereitung und Anwendung von Kräuterarzneien

Es gibt verschiedene Möglichkeiten, wie Sie Ihren Körper mit pflanzlichen Wirkstoffen behandeln können. Das reicht vom Essen der puren Pflanze über Umschläge bis hin zur Einnahme von Sirup. Jede Pflanze lässt sich auf unterschiedliche Weise ihre heilenden Kräfte entlocken. Im Folgenden sind Grundrezepte beschrieben, die je nach Heilkraut abgewandelt werden.

Heiltee zubereiten

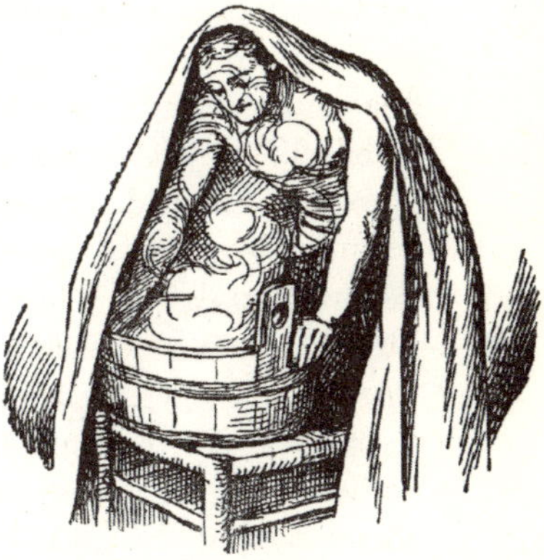
Kopfdampfbad

Tee wurde schon in der Antike als Heilmittel bei den unterschiedlichsten Beschwerden eingesetzt. Er ist meistens einfach und schnell zubereitet. Von manchen Pflanzen, wie z. B. der Kamille, werden nur die Blüten verwendet, bei Salbei sind es die Blätter, die die Wirkung ausmachen.
Achten Sie darauf, nicht zu viele Pflanzen miteinander zu mischen. Je weniger Anteile eines Heilkrauts in der Mischung vorhanden sind, desto geringer sind auch seine enthaltenen Wirkstoffe. Hinzu kommt, dass es zu Wechselwirkungen der unterschiedlichen Kräuter kommen kann. Als Faustregel gilt: Nicht mehr als zwei, maximal drei Heilpflanzen und höchstens zwei weitere Zutaten verwenden, um der Mischung den gewünschten Geschmack zu geben. Tee kann innerlich, zum Gurgeln, als Umschlag oder als Dampfbad angewendet werden. Es gibt drei Grundrezepte zur Teezubereitung.

Immer frisch!

Tee immer frisch zubereiten! Auch wenn es verlockend bequem erscheint, sollten Sie sich nicht morgens eine Kanne Tee als Vorrat für den ganzen Tag zubereiten. Dadurch verlieren die wichtigen Inhaltsstoffe an Wirksamkeit.

Tee aufgießen

Übergießen Sie zwei Teelöffel der Heilpflanze oder der Mischung mit einem Viertelliter heißem Wasser. Das Wasser sollte nicht mehr kochen, sondern nach dem Sieden kurz abstehen und etwa 80 Grad heiß sein. Decken Sie das Gefäß ab, und lassen Sie den Tee zehn Minuten ziehen, danach gießen Sie den Tee durch ein Sieb. Achtung: Manche Tees müssen mit kochendem Wasser aufgegossen werden, damit sich die Wirkstoffe lösen!

Tee aufkochen

Um manche Wirkstoffe freizusetzen, muss die Pflanze im Wasser mitkochen. Geben Sie zwei Teelöffel der Pflanze in einen Viertelliter Wasser, erhitzen Sie das Wasser, und lassen Sie es bis zu 30 Minuten unter gelegentlichem Aufrühren kochen. Wichtig: Gut abdecken!

Ungesüßt genießen

Tee sollten Sie möglichst nicht süßen. Eine Ausnahme besteht bei Erkältungstees: Werden diese mit einem Teelöffel Honig gesüßt, verstärkt das den gewünschten Effekt.

Tee kalt ausziehen

Übergießen Sie zwei Teelöffel der Heilpflanze mit einem Viertelliter zimmerwarmem Wasser, und lassen Sie den Tee zugedeckt bis zu zehn Stunden ziehen. Der Vorteil dabei ist, dass die in diesem Fall unerwünschten Gerbstoffe nicht oder nur in geringem Maß freigesetzt werden. Darüber hinaus werden so die anderen Inhaltsstoffe schonend gewonnen.

Dampfbäder

Geben Sie fünf bis acht Esslöffel der wirksamen Pflanzenteile in einen Topf, schütten Sie ein bis zwei Liter Wasser darüber, und erhitzen Sie alles, bis es kocht. Dann stellen Sie den Topf auf den Tisch (hitzebeständige Unterlage nicht vergessen), halten Ihren Kopf über das Gefäß und decken ihn und den Topf mit einem Handtuch ab. Achten Sie auf einen sicheren Stand des Gefäßes, sonst besteht Verbrennungsgefahr!

Halten Sie den Kopf fünf bis zehn Minuten darüber, bis kein Dampf mehr entsteht. Wiederholen Sie diesen Vorgang mehrmals täglich, Sie können das Wasser mit den Kräutern mehrmals zum Aufkochen verwenden. Das Dampfbad ist auch ein sehr gutes Mittel gegen Hautunreinheiten.

Inhalationsdampfbad

Verfahren Sie wie bei dem Dampfbad, allerdings ist es hier wichtig, dass Sie die Dämpfe tief einatmen. Die Inhalationstherapie wird vor allem bei Erkältungskrankheiten angewandt.

Voll- und Teilbäder

Nach dem Einlassen des Badewassers, das eine Temperatur von 38 Grad nicht übersteigen sollte, mischen Sie für ein Vollbad einen Becher Sahne mit acht bis zehn Tropfen des gewünschten ätherischen Öls und verteilen dies im Wasser. Alternativ können Sie auch die Kräuter selbst ins Wasser geben. Wichtig: Nicht länger als 20 Minuten baden und sich danach zum Ruhen für mindestens eine halbe Stunde ins Bett legen. Bei Herz- und Kreislaufbeschwerden sowie Fieber vorher den Arzt befragen.

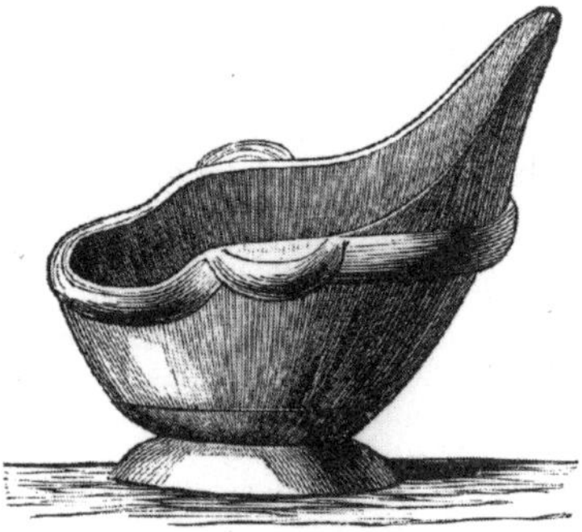

Wanne für das Sitzbad

Vollbäder haben sich besonders bei beginnender Erkältung, bei Erschöpfungszuständen sowie bei Muskelschmerzen bewährt.

Bei einem Teilbad baden Sie den schmerzenden Körperteil, beispielsweise die Hand, etwa 15 Minuten lang in dem gewünschten Tee, der etwa 38 Grad warm sein sollte. Teilbäder werden bei Muskelschmerzen oder zur Behandlung von Wunden empfohlen.

Umschläge

Tränken Sie Baumwollkompressen mit dem gewünschten Tee, und legen Sie sie auf die schmerzende Körperstelle. Befestigen Sie die Kompresse mit einer möglichst lockeren Mullbinde oder einem Baumwolltuch. Umschläge sind gut geeignet zur Behandlung von Wunden, Muskelschmerzen oder Bauchschmerzen.

Tinkturen

Geben Sie fünf Esslöffel der gewünschten Kräuter in eine Flasche, und füllen Sie diese mit 70 %-igem Alkohol aus der Apotheke auf. Stellen Sie die Flasche anschließend verschlossen eine Woche lang in die Sonne. Abschließend werden die Kräuter abgesiebt. Tinkturen eignen sich zur innerlichen und äußerlichen Anwendung, je nach verwendetem Heilmittel.

Die Anwendungshinweise müssen aber genau beachtet werden: Innerlich werden sie nur stark verdünnt und nach Absprache mit dem Arzt oder Heilpraktiker eingenommen.

Salben

Geben Sie 200 Gramm Vaseline und ein bis zwei Esslöffel der gewünschten Heilpflanzen in einen Topf, kochen Sie dies unter ständigem Rühren kurz auf, und sieben Sie die Kräuter dann ab. Wenn die Salbe abgekühlt ist, können Sie sie in Gläser abfüllen. Salben eignen sich zur Wundbehandlung oder zum Einreiben bei Sportverletzungen.

Kräuteröle

Geben Sie fünf bis acht Esslöffel der Kräuter in eine braune Flasche, füllen Sie sie mit Oliven- oder Sonnenblumenöl auf, und lassen Sie die Flasche drei Wochen lang in der Sonne stehen. Wichtig: Die Flasche jeden Tag kräftig schütteln. Danach sieben Sie die Pflanzen ab und bewahren das Kräuteröl dunkel auf. Das Öl eignet sich hervorragend für Massagen, z. B. bei Sportverletzungen.

Kräuterbeutel

Nähen Sie ein Leinensäckchen, füllen Sie es mit den gewünschten Kräutern, verschließen Sie es, und legen Sie das Säckchen anschließend kurz in kochendes Wasser. Wenn der Beutel so weit abgekühlt ist, dass er nicht mehr unangenehm heiß ist, legen Sie ihn auf die schmerzende Stelle und decken ihn mit einem Handtuch ab. Der Kräuterbeutel sollte 30 Minuten aufgelegt werden. Kräuterbeutel werden zur Wärmetherapie, z. B. bei Bauch- oder Muskelschmerzen, eingesetzt.

Sirup

Kochen Sie 50 Gramm getrocknete Kräuter in einem halben Liter Wasser kurz auf. Lassen Sie das Ganze drei Tage lang stehen, und filtern Sie dann die Kräuter ab. Lösen Sie nun 250 Gramm Rohrzucker im Kräuterwasser auf. Sirup eignet sich sehr gut für Kinder, die die häufig bitter schmeckende Medizin verweigern. Sirup wird besonders bei Husten angewandt.

Presssaft

Geben Sie die gewünschten Pflanzenteile direkt in den Entsafter. Trockene Wurzeln müssen vorher klein geschnitten und mit Wasser übergossen werden und dann kurz ziehen. Pflanzensaft hat eine geringe Haltbarkeit und muss deswegen jeden Tag frisch zubereitet werden.

Aromatherapie

Die Aromatherapie macht sich die ätherischen Öle der Pflanze zu nutze, die auf vielfältige Weise auf den Organismus wirken. Die bekannteste Methode ist die Verwendung in einer Duftlampe. Die besitzt eine Wanne für das Wasser, das mit einer Kerze erhitzt wird, je nach gewünschter Konzentration werden ein bis zehn Tropfen des ätherischen Öls hineingegeben. Es gibt auch Aromazerstäuber, die den Duft der ätherischen Öle durch Luftzirkulation im Zimmer verteilen. Dosieren Sie sparsam, und halten Sie sich genau an die Anweisungen auf der Verpackung. Die Düfte erreichen schnell eine hohe Konzentration, die unangenehme und sogar gefährliche Nebenwirkungen haben kann. Die duftenden Öle können auch zum Inhalieren, als Zusatz zum Vollbad, zur Massage oder als Einreibung verwendet werden. Die Einnahme von ätherischen Ölen (dazu müssen sie immer stark verdünnt sein!) darf nur nach Absprache mit dem Arzt oder einem Aromatherapeuten erfolgen!

Natürlich rein!

Verwenden Sie keine synthetischen, sondern nur rein natürliche ätherische Öle, die in Apotheken oder im seriösen Fachhandel angeboten werden.

Nebenwirkungen möglich!

Die Anwendung von ätherischen Ölen während einer Schwangerschaft oder bei chronischen Erkrankungen kann gefährlich werden. Auch bei gesunden Menschen können besonders bei Überdosierungen Nebenwirkungen wie Übelkeit und Schwindel bis hin zu asthmatischen Anfällen eintreten, gelegentlich treten auch Allergien gegen ätherische Öle auf: Denken Sie daran, wenn Sie Besuch haben und die Duftlampe brennt. Bei der Aromatherapie sollten Sie die vorgeschriebenen Dosierungen unbedingt einhalten und keinen Duft länger als vier Wochen verwenden sowie keine Duftlampen im Kinderzimmer aufstellen. Ob Sie eine Allergie gegen die Wirkstoffe eines ätherischen Öls haben, können Sie leicht feststellen, indem Sie einen Tropfen Öl auf die Innenfläche des Unterarms streichen. Wenn sich die Stelle nicht rötet und auch nicht brennt, können Sie das Öl in der Regel bedenkenlos verwenden.

Bachblütentherapie und Homöopathie

Bachblüten- und homöopathische Präparate können Sie nicht selbst herstellen, sondern müssen Sie in der Apotheke oder beim Heilpraktiker kaufen. Obwohl es zahlreiche Bücher gibt, die Anleitung zur Selbstbehandlung geben, ist es für den Anfänger besser, sich bei einem ausgebildeten Therapeuten beraten zu lassen, statt selbst an sich herumzudoktern. Denn auch diese Naturheilmittel können bei falscher Anwendung schädliche Nebenwirkungen haben.

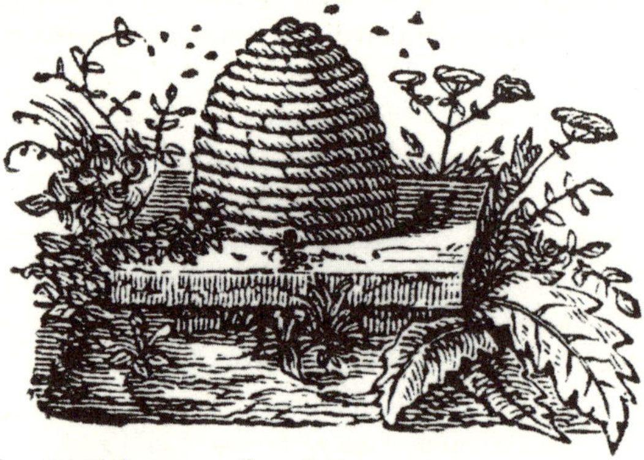

Sanfte Hilfe aus der Natur

Was Großmutter schon wusste, muss nicht von gestern sein. Wie bereits im Kapitel über die Geschichte der Kräuter ausgeführt, waren Heilpflanzen lange Zeit die Medizin Nummer eins, lange bevor es die Pharmaindustrie gab. Warum sollten wir also auf einen so großen Erfahrungsschatz verzichten?
Statt den Körper bei einer Erkältung oder bei Kopfschmerzen mit Tabletten voll zu pumpen, sollten Sie es lieber einmal mit der sanften Hilfe aus der Natur versuchen. Zumindest leichte Beschwerden lassen sich damit häufig in den Griff bekommen. Und Heilkräuter haben den Vorteil, dass sie bei richtiger Anwendung und Dosierung keine oder nur geringe Nebenwirkungen haben. Darüber hinaus stärkt die Naturmedizin die Selbstheilungskräfte des Körpers. Das benötigt oft mehr Zeit, ist aber viel natür-

licher und gesünder für Sie. Aus diesem Grund sollten Sie keine schnellen Wunder von der Naturmedizin erwarten, obwohl die Linderung der Beschwerden rasch einsetzen kann – Geduld gehört zur Kräutermedizin dazu.
Bei schweren Erkrankungen kann eine Begleittherapie mit Heilkräutern nach Absprache mit dem Arzt die Behandlung unterstützen und unter Umständen die Nebenwirkungen der anderen Medikamente erträglicher halten, ersetzen kann sie die ärztliche Behandlung aber nicht! Auch chronische Krankheiten können zusätzlich zur klassischen Therapie mit Naturheilmitteln begleitet werden, und manchmal kann der Patient das eine oder andere Medikament aus der Schulmedizin einsparen, doch auch hier gilt: Nur unter Aufsicht des Arztes! Nachfolgend werden einige Pflanzen beschrieben, die Sie leicht im Garten anpflanzen oder wild sammeln und als Hausmittel verwenden können. Bessert sich Ihr Gesundheitszustand aber nicht nach zwei, spätestens drei Tagen, sollten Sie Ihren Arzt aufsuchen!

Risiken und Nebenwirkungen

Die Phytotherapie ist keine Medizin ohne Risiken und Nebenwirkungen. In diesem Buch werden nur Hausmittel genannt, die traditionell angewendet werden, doch selbst bei diesen müssen Sie sich strikt an die Anweisungen halten, um unangenehme oder gefährliche Begleiterscheinungen zu vermeiden. Bei jeder Pflanze besteht zudem die Gefahr, dass der Anwender allergisch auf die Inhaltsstoffe reagiert. Wenn Sie bereits Allergien haben, sollten Sie deswegen vor der Behandlung mit Naturheilmitteln Ihren Arzt fragen. Abgesehen von diesen Gefahren gibt es im Pflanzenreich aber auch Arten, deren Wirkstoffe giftig und sogar tödlich sein können. Aus diesem Grund muss dringend davon abgeraten werden, beliebig mit Heilkräutern zu experimentieren.

Heilpflanzen und ihre Anwendung

Nachfolgend stellen wir Ihnen eine Reihe bewährter Heilpflanzen und ihre Anwendungsmöglichkeiten vor.

Baldrian

Lateinischer Name	*Valeriana officinalis*
Verwendete Pflanzenteile	Wurzel
Verwendung	Hilft bei nervösen Zuständen wie Erregung, Schlaflosigkeit, Herzklopfen, Kopfschmerzen, Verdauungsbeschwerden.
Tee	Zwei Teelöffel mit einer Tasse zimmerwarmem Wasser übergießen und acht bis zehn Stunden kalt ziehen lassen. Mehrmals täglich bei Bedarf eine Tasse aufgewärmt trinken.
Tinktur	Mehrmals täglich bei Bedarf einen Teelöffel Tinktur aus der Apotheke einnehmen, bei Lampenfieber eine halbe Stunde vor dem Ereignis.

Basilikum

Lateinischer Name	*Ocimum basilicum*
Verwendete Pflanzenteile	Die gesamte Pflanze außer der Wurzel
Verwendung	Basilikum hilft bei Verdauungsbeschwerden wie Appetitlosigkeit, Blähungen, Magenbeschwerden, Verstopfung, des weiteren Schlaflosigkeit und Nervosität.
Anwendung	Zwei Teelöffel Basilikum mit einer Tasse kochendem Wasser übergießen, zehn Minuten ziehen lassen, das Kraut absieben

und bei Bedarf trinken. Bei einer kurmäßigen Anwendung wird eine Woche lang morgens und abends je eine Tasse getrunken, danach zwei Wochen Pause eingelegt und dann die Kur eine Woche lang wiederholt.

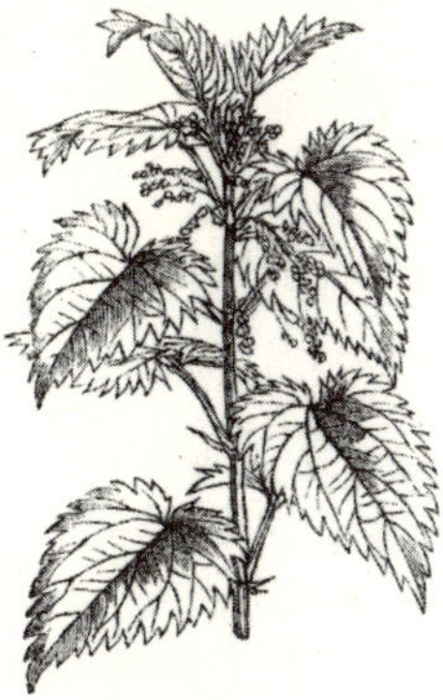

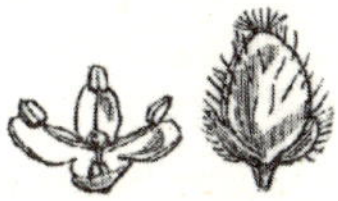

Brennnessel

Lateinischer Name	*Urticaria dioica* und *Urticaria urens*
Verwendete Pflanzenteile	Blätter, Samen und Wurzeln
Verwendung	Brennnesselmittel werden häufig zur Entschlackung verwendet, weil sie den Stoffwechsel anregen. In diesem Zusammenhang eignen sie sich speziell bei rheumatischen Erkrankungen, Gicht und Beschwerden von Galle und Leber sowie zur Durchspülungstherapie bei Harnwegsproblemen.
Anwendung	Zwei Teelöffel Blätter mit einer Tasse kochendem Wasser übergießen, kurz aufkochen und zehn Minuten ziehen lassen. Zur Geschmacksverbesserung kann noch eine andere Pflanze, z. B. Pfefferminze oder Hagebutte, beigemischt werden. Den Tee schluckweise über den Tag verteilt trinken – als Kur sechs Wochen lang zweimal täglich eine Tasse trinken.

Fenchel

Lateinischer Name: *Foeniculum vulgare*

Verwendete Pflanzenteile: Reife Dolden

Verwendung: Fenchel wird gegen Blähungen, krampfartige Schmerzen und hartnäckigen, festsitzenden Husten, Menstruationsbeschwerden und Magenverstimmung eingesetzt.

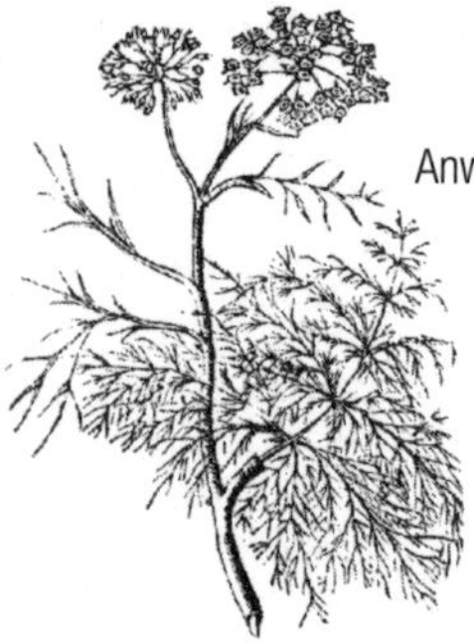

Anwendung: Ein Teelöffel zerdrückter Früchte wird mit einer Tasse kochendem Wasser übergossen. Zehn Minuten ziehen lassen, bevor die Früchte abgesiebt werden. Zwei bis drei Tassen warmen Tee über den Tag verteilt in kleinen Schlucken trinken. Tee immer frisch zubereiten!

Johanniskraut

Lateinischer Name: *Hypericum perforatum*

Verwendete Pflanzenteile: Alle oberirdischen Teile

Verwendung: Johanniskraut wird bei Angst- und Unruhezuständen, leichten depressiven Verstimmungen, Spannungskopfschmerzen, Menstruationsbeschwerden, rheumatischen Beschwerden, zur Verbesserung der Wundheilung sowie zur Schmerzlinderung bei Sportunfällen eingesetzt.

Tee: Zwei Teelöffel Kraut oder Blüten im Topf mit einer Tasse kaltem Wasser übergießen, zum Sieden bringen, noch zehn Minuten ziehen lassen und dann absieben. Mehrere Wochen oder Monate lang morgens und abends eine Tasse trinken.

Johanniskraut-Öl	Zur äußerlichen Anwendung wird Johanniskrautöl verwendet. 6 bis 8 Esslöffel frische Blüten und Blätter in Öl ansetzen (→ Seite 167). Wichtig: Bei der Verwendung von Johanniskraut auf Sonnenbäder verzichten, da die Haut empfindlicher wird.

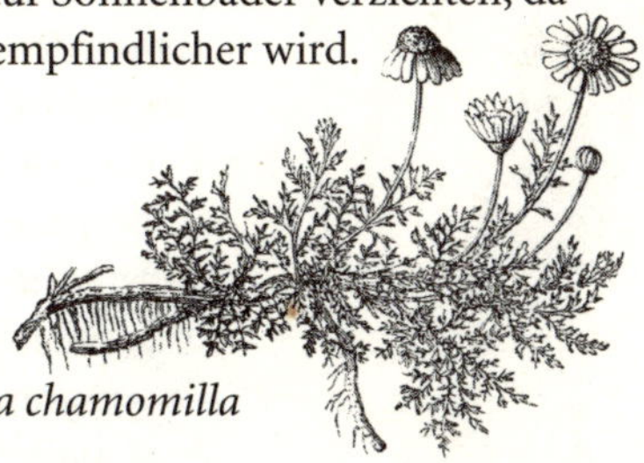

Echte Kamille

Lateinischer Name	*Matricaria chamomilla*
Verwendete Pflanzenteile	Blüten
Verwendung	Die vielseitige Kamille wird bei Entzündungen des Verdauungssystems, des Mund- und Rachenraums und der Haut sowie bei Magenverstimmungen, Erkältungskrankheiten und zur Unterstützung der Wundheilung eingesetzt.
Tee	Mehrmals täglich eine Tasse Tee (→ Seite 163–164) bei Erkältungs- und Verdauungsbeschwerden trinken.
Gurgeln	Bei Entzündungen im Mund- und Rachenraum stündlich mit Kamillen-Tee gurgeln.
Inhalationsdampfbad	Bei Erkältungen empfiehlt es sich, mehrmals täglich ein Inhalationsdampfbad (→ Seite 165) zu nehmen.

Knoblauch

Lateinischer Name	*Allium sativum*
Verwendete Pflanzenteile	Frische Knoblauchzwiebeln

Verwendung
Knoblauch wirkt antibiotisch und dadurch Gärungsprozessen im Darm entgegen, was Blähungen verringert und sich positiv auf Magen-Darm-Störungen auswirkt. Er ist bekannt wegen seiner cholesterinsenkenden und gefäßerweiternden Wirkung, wodurch die Fließeigenschaften des Blutes verbessert werden. Die regelmäßige Einnahme kann die Gefahr von Herzinfarkt verringern, zusätzlich wird Knoblauch gegen Leistungsschwäche eingesetzt.

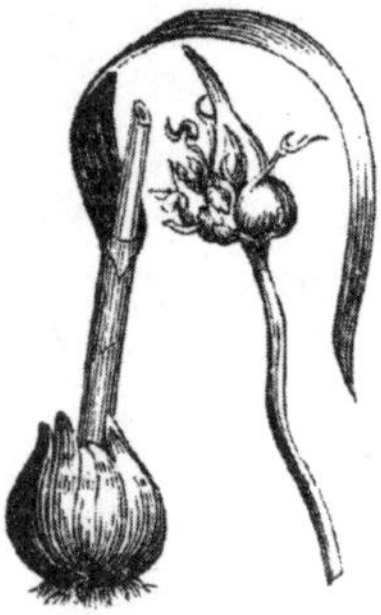

Frisch
Täglich zwei bis drei frische Knoblauchzehen pressen und essen.

Fertigpräparat
Wer die Nasen seiner Mitmenschen schonen will, kann auch auf Knoblauchdragees aus dem Fachhandel zurückgreifen.

Kümmel

Lateinischer Name
Carum carvi

Verwendete Pflanzenteile
Reife Früchte

Verwendung
Kümmel wirkt gegen Blähungen, Völlegefühl, leichte krampfartige Magen-Darm-Beschwerden und darauf beruhenden Herz-Kreislauf-Beschwerden.

Würzen
Das Würzen von Speisen mit ganzen Kümmelfrüchten oder zerriebenen Kümmelfrüchten macht diese besser verdaulich.

Tee
Bei Beschwerden mehrmals täglich einen aufgegossenen Tee (einen Teelöffel Kümmelkörner mit kochendem Wasser übergießen) warm trinken. Kümmel-Tee ist auch für Säuglinge gut geeignet.

Vorsicht vor Überdosierung!

Die Menge der Inhaltsstoffe der Heilpflanzen schwankt je nach Standort und Wetterbedingungen erheblich. Halten Sie sich genau an die Zubereitungsanweisungen, um Überdosierungen zu vermeiden.

Löwenzahn

Lateinischer Name	*Taraxacum officinale*
Verwendete Pflanzenteile	Löwenzahnblätter und Wurzel
Verwendung	Löwenzahn wird bei gestörtem Gallefluss, Völlegefühl, Blähungen, zur Entschlackung und bei Appetitlosigkeit gegeben. Traditionell wird die Pflanze auch zur Behandlung von Gicht und bei rheumatischen Erkrankungen eingesetzt.
Tee	Trinken Sie zur Entschlackung etwa fünf Wochen lang täglich zwei Tassen Löwenzahn-Tee. Geben Sie zwei Teelöffel getrockneten Löwenzahn in einen Topf, füllen Sie mit einer Tasse kaltem Wasser auf, erhitzen Sie das Ganze, und kochen Sie es eine Minute. Lassen Sie den Tee gut zehn Minuten ziehen, und sieben Sie ihn dann ab.
Salat	Schmackhaft ist eine Rohkostsalat-Kur, indem Sie jeden Tag einen Salat mit frischen Löwenzahnblättern zu sich nehmen.

Melisse

Lateinischer Name	*Melissa officinalis*
Verwendete Pflanzenteile	Blätter
Verwendung	Melisse ist ein häufig verwendetes Mittel zur Beruhigung und Entspannung sowie

	bei Magen-Darm-Beschwerden, Kopfschmerzen, Menstruationsbeschwerden und zur Stärkung der Abwehrkräfte bei Erkältungen.
Tee	Zwei bis drei Teelöffel Blätter (frisch oder getrocknet) mit einer Tasse kochendem Wasser übergießen, zehn Minuten ziehen lassen, absieben. Täglich zwei Tassen warmen Tee trinken.
Melissengeist	Melissengeist (aus der Apotheke) oder mit 90-prozentigem Alkohol selbst hergestellt zum Einreiben auf Schläfen und Stirn. Vorsicht: Darf nicht mit den Augen in Berührung kommen!
Vollbad	Die Zubereitung erfolgt wie beim Tee, allerdings mit einer Hand voll Blätter und einem Liter Wasser, der dann dem Vollbad zugegeben wird.

Schon gewusst?

Die Pfefferminze ist keine wilde Pflanze, sondern wurde durch Kreuzung verschiedener Minzarten gezüchtet.

Pfefferminze

Lateinischer Name	*Mentha x piperita*
Verwendete Pflanzenteile	Blätter
Verwendung	Pfefferminze wird häufig gegen Übelkeit, Brechreiz oder Erbrechen eingesetzt und hat sich als Mittel gegen Blähungen, Gallenbeschwerden und Magen-Darm-

	Krämpfe erfolgreich gezeigt und soll auch bei Menstruationsbeschwerden Linderung bringen.
Anwendung	Zwei Teelöffel Blätter mit kochendem Wasser übergießen, zehn Minuten ziehen lassen, die Blätter absieben. Täglich zwei bis drei Tassen warmen Tee nach den Mahlzeiten trinken.

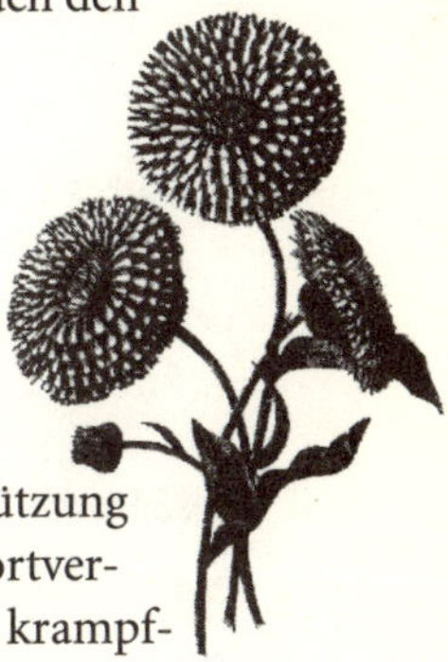

Ringelblume

Lateinischer Name	*Calendula officinalis*
Verwendete Pflanzenteile	Blüten
Verwendung	Die Ringelblume ist ein sehr wirksames Mittel zur Unterstützung der Wundheilung und bei Sportverletzungen, zudem soll sie eine krampflösende Wirkung besitzen.
Tee	Ein bis zwei Teelöffel Blüten oder Blütenblätter mit einer Tasse kochendem Wasser übergießen, zehn Minuten ziehen lassen, die Blüten absieben. Täglich zwei bis drei Tassen warmen Tee schluckweise trinken.
Gurgeln	Mit dem Tee kann bei Entzündungen im Mund- und Rachenraum mehrmals täglich fünf Minuten lang gegurgelt werden.
Umschläge	Tinktur ansetzen (→ Seite 166), drei Wochen stehen lassen. Für die Umschläge (→ Seite 166) einen Teil Tinktur mit drei Teilen Wasser mischen.
Vollbad	150 Gramm getrocknete Blüten in das Wasser (→ Seite 165) geben.

Ringelblumen-Öl	Öl ansetzen (→ Seite 167). Mit dem Öl können die betroffenen Körperstellen massiert werden.
Salbe	Salbe zum Einreiben zubereiten (→ Seite 167), dafür 500 Gramm Vaseline bis 60 Grad erhitzen (nicht höher!), fünf bis sieben Esslöffel Blüten oder Blütenblätter dazugeben, drei Stunden heiß halten, alle zehn Minuten umrühren, Blüten absieben und die Salbe in ein Glas mit Deckel füllen.

Salbei

Lateinischer Name	*Salvia officinalis*
Verwendete Pflanzenteile	Blätter
Verwendung	Wirkt durch die desinfizierenden Eigenschaften des ätherischen Öls bei Entzündungen im Mund- und Rachenraum. Außerdem ist es beruhigend und vermindert die Schweißbildung.
Tee	Täglich drei Tassen Salbei-Tee (Zubereitung → Seite 163–164) trinken.
Gurgeln	Bei Entzündungen im Mund- und Rachenraum, besonders Zahnfleischentzündungen, stündlich mit Salbei-Tee gurgeln.

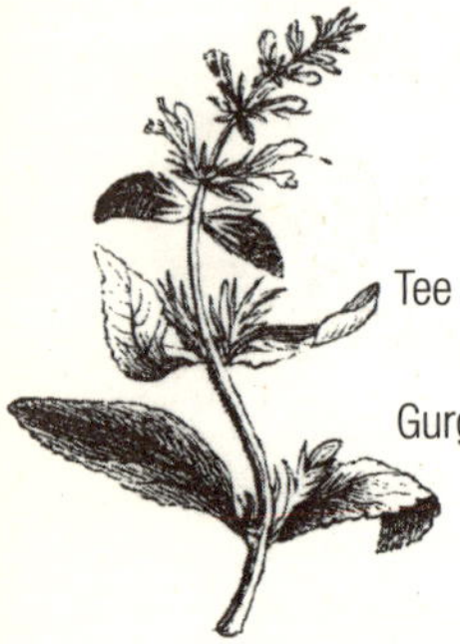

Schafgarbe

Lateinischer Name	*Achillea millefolium*
Verwendete Pflanzenteile	Alle oberirdischen Teile
Verwendung	Schafgarbe wird traditionell bei leichten Magen-Darm-Galle-Beschwerden, Appetitlosigkeit, Menstruationsbeschwerden und zur Wundbehandlung eingesetzt.

Tee — Ein bis zwei Teelöffel Blätter oder Kraut mit kochendem Wasser übergießen, zehn Minuten ziehen lassen und dann Blätter oder Kraut absieben. Täglich zwei bis drei Tassen warmen Tee langsam trinken.

Vollbad — Zwei Hand voll Kraut mit einem Liter kochendem Wasser übergießen, 30 Minuten ziehen lassen und dem Badewasser (→ Seite 165) zugeben.

Gut verschließen!

Bewahren Sie Kräuter und die daraus hergestellten Heilmittel genau wie Medikamente für Kinder unerreichbar auf. Der unkontrollierte Verzehr kann gefährlich sein.

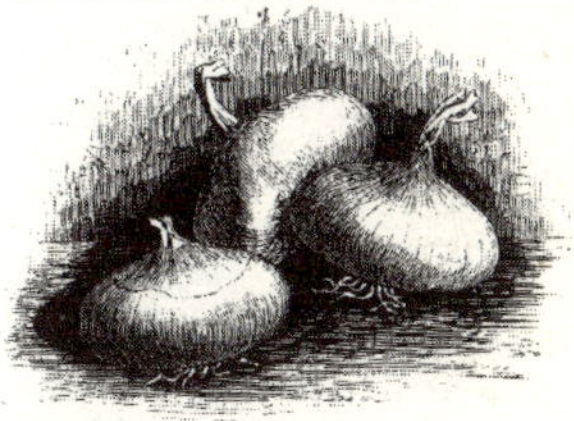

Zwiebel

Lateinischer Name	*Allium cepa*
Verwendete Pflanzenteile	Zwiebel
Verwendung	Zwiebel wird vorbeugend gegen grippale Infekte und bei Erkältungen eingesetzt, hilft bei der Wundheilung und bei Appetitlosigkeit.
Frisch	Mehrmals täglich einen Löffel klein gehackte Zwiebel essen.
Presssaft	Mehrmals täglich einen Löffel Presssaft (→ Seite 168) trinken.
Sirup	Fünf Zwiebeln in Scheiben schneiden, mit Rohrzucker vermischen und fünf Stunden ziehen lassen. Von dem entstehenden Saft stündlich einen Teelöffel einnehmen.

Traditionelle Hausmittel gegen leichte Beschwerden

Gegen viele Maleschen ist ein Kraut gewachsen: Hier ein kleiner Einblick in die reiche Apotheke der Natur.

Bindehautentzündung

Augentrost-Kompressen: Einen Teelöffel getrocknetes oder frisch geschnittenes Augentrostkraut mit einer Tasse Wasser übergießen, zum Kochen bringen, zwei Minuten ziehen lassen, das Kraut absieben. Baumwoll-Pads in den lauwarmen Tee tauchen und als Kompresse auf das kranke Auge legen, mehrmals täglich wiederholen.

Blähungen

Fenchel-Kümmel-Tee: Je einen Teelöffel Fenchel und Kümmel mit kochendem Wasser übergießen, zehn Minuten ziehen lassen, danach die Kräuter abgießen und warm in kleinen Schlucken trinken. Täglich drei Tassen trinken.

Blasenbeschwerden

Wacholder-Tee: Einen Teelöffel Wacholderbeeren sanft quetschen, mit einer Tasse kochendem Wasser übergießen, 20 Minuten ziehen lassen und dann die Beeren absieben. Morgens und abends eine Tasse warm trinken. Achtung: Wacholder ist eine geschützte Pflanze, also nicht selbst sammeln!

Blutdruck, zu hoher

Knoblauch-Kur: → Seite 176

Weißdorn-Tee: Zwei Teelöffel Blüten oder Blüten-Blättergemisch mit einer Tasse heißem Wasser aufgießen (→ Seite 164), 20 Minuten ziehen lassen, das Kraut absieben. Täglich zwei- bis dreimal eine Tasse warmen Tee trinken.

Blutdruck, zu niedriger

Rosmarin-Tee: Einen Teelöffel frische oder getrocknete Rosmarinblätter mit kochendem Wasser aufgießen, zehn Minuten ziehen lassen, die Blätter absieben. Täglich zwei Tassen trinken.

Rosmarin-Bad: Eine halbe Hand voll Blätter mit einem halben Liter kochendem Wasser übergießen, 20 Minuten ziehen lassen, den gesiebten Tee dem Badewasser zugeben. Tagsüber zehn Minuten bei 35 Grad baden, danach eine halbe Stunde Ruhezeit.

Blutergüsse

Umschlag mit Ringelblumen-Tinktur: → Seite 166

Umschlag mit Arnika-Tinktur: Einen Esslöffel Arnika-Tinktur (aus der Apotheke) auf einen halben Liter Wasser geben und daraus einen kalten Umschlag machen, häufig wiederholen.

Durchblutungsstörungen

Kur mit Rosmarin-Tee: Zubereitung siehe unter »niedrigem Blutdruck«, mehrere Wochen lang den Tee trinken.

Ginko-Tee: Zwei bis drei Ginkoblätter mit kochendem Wasser übergießen, 15 Minuten ziehen lassen, die Blätter absieben. Täglich zwei Tassen lauwarmen Tee trinken.

Durchfall

Salbei-Tee: → Seite 163–164, täglich zwei bis drei Tassen warmen Salbei-Tee trinken.

Blutwurz-Tee: Zwei bis drei Teelöffel Wurzel der Blutwurz mit einer Tasse Wasser übergießen, zehn Minuten kochen, die Wurzel absieben. Maximal drei Tage lang zwei bis drei Tassen täglich trinken.

Frauenmantel-Tee: Zwei Teelöffel Kraut mit einer Tasse kaltem Wasser übergießen, kurz aufkochen, 10 bis 15 Minuten ziehen lassen, das Kraut absieben. Morgens und abends eine Tasse trinken.

Arzt muss sein!

Suchen Sie einen Arzt auf, wenn Ihre Beschwerden sich nicht innerhalb von drei Tagen erheblich verbessert haben.

Ekzeme

Kamille-Ringelblumen-Umschlag: Je zwei Esslöffel Blüten mit einem halben Liter kochendem Wasser übergießen, 20 Minuten ziehen lassen, die Blüten absieben und mit dem lauwarmen Aufguss Umschläge (→ Seite 166) machen.

Erkältung

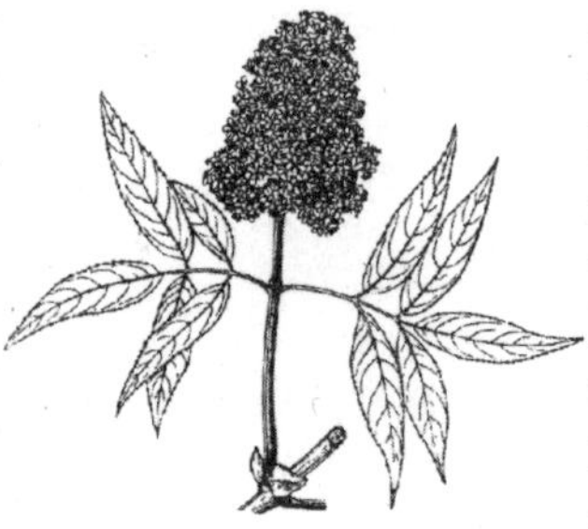

Holunder

Holunderblüten-Tee: Zwei Teelöffel getrocknete oder frische Holunderblüten mit einer Tasse kochendem Wasser übergießen, zehn Minuten ziehen lassen. Täglich zwei Tassen heißen Tee trinken.

Hagebutten-Tee: Zwei Teelöffel klein geschnittene Hagebutten (die roten Früchte der wilden Heckenrose) mit einer Tasse kochendem Wasser übergießen, zehn Minuten ziehen lassen. Täglich zwei Tassen heißen Tee trinken.

Erschöpfung, nervös bedingt

Rosmarin-Tee: siehe »niedriger Blutdruck«

Rosmarin-Lavendelblüten-Tee: Zubereitung wie Rosmarin-Tee, einen Teil Rosmarin, einen Teil Lavendelblüten

Rosmarinbad: siehe »niedriger Blutdruck«

Lavendelbad: Zwei Hand voll Blüten mit kochendem Wasser übergießen, 25 Minuten ziehen lassen, absieben und dem Badewasser hinzugeben, Badetemperatur 36 Grad, maximal 15 Minuten lang baden.

Gallenbeschwerden

Pfefferminz-Tee: → Seite 179

Halsentzündung

Kamillen-Tee: → Seite 175, täglich mehrmals mit dem lauwarmen Tee gurgeln.

Salbei-Tee: → Seite 180, täglich mehrmals mit dem lauwarmen Tee gurgeln.

Kamillen-Salbei-Tee-Mischung: Eine Mischung aus beiden Kräutern zubereiten, dazu je einen Teelöffel Kamille und einen Teelöffel Salbei mit einer Tasse heißem Wasser übergießen, zehn Minuten ziehen lassen, die Kräuter absieben. Täglich mehrmals mit dem lauwarmen Tee gurgeln.

Hautleiden

Kur mit Brennnessel-Tee: → Seite 173

Kur mit Löwenzahn-Tee: → Seite 177

Kur mit Stiefmütterchen-Tee: → Seite 187

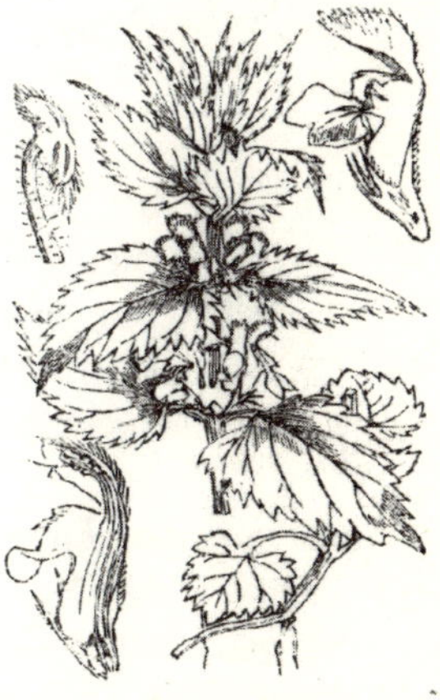

Weiße Taubnessel

Husten

Fenchel-Tee: → Seite 174

Spitzwegerich-Tee: Zwei Teelöffel Blätter mit einer Tasse kochendem Wasser übergießen, zehn Minuten zugedeckt ziehen lassen, die Blätter absieben. Täglich zwei bis drei Tassen warmen, mit einem Teelöffel Honig gesüßten Tee trinken.

Insektenstiche

Frische, rohe Zwiebelscheiben auf die Einstichstelle legen, damit die Schmerzen und Schwellungen gemindert werden.

Kopfschmerzen
Baldrian-Tee: → Seite 172
Melissen-Tee: → Seite 178
Melissengeist: → Seite 178, Stirn und Schläfen einreiben.
Aromatherapie mit Pfefferminze

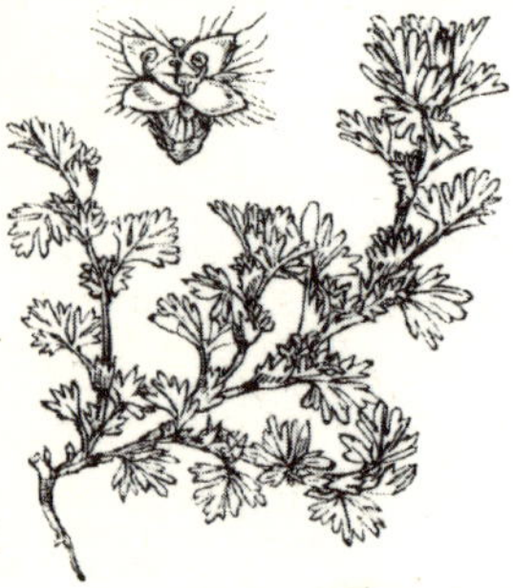

Ackerfrauenmantel

Magenbeschwerden
Melissen-Tee: → Seite 178
Kamillen-Tee: → Seite 175
Frauenmantel-Tee: siehe unter »Durchfall«

Nasennebenhöhlenentzündung
Inhalationsdampfbad mit Kamille: → Seiten 165 und 175

Ohrenschmerzen
Auflage: Gehackte rohe Zwiebelstücke aus drei Zwiebeln in ein Baumwolltuch einschlagen, 20 Minuten auf das Ohr legen, eine Wärmeflasche und anschließend ein Tuch darüber decken. Achtung: Die Temperatur der Wärmflasche darf nicht unangenehm heiß sein!

Periodenbeschwerden
Johanniskraut-Tee: → Seite 174
Vollbad mit Schafgarbe: → Seite 181
Schafgarben-Tee: → Seite 181
Frauenmantel-Tee: siehe unter »Durchfall«

Rheumatische Beschwerden
Teufelskrallen-Kur: Teeauszug bereiten (→ Seite 164), pro einem halben Liter Wasser einen Teelöffel klein geschnittene Wurzel

verwenden. Täglich eine Tasse auf den Tag verteilt vor den Mahlzeiten trinken. Kurdauer drei bis sechs Wochen.
Kur mit Wacholder-Tee: siehe »Blasenbeschwerden«
Löwenzahn-Kur: → Seite 177

Schlafstörungen
Baldrian-Tee: → Seite 172, eine halbe Stunde vor dem Zubettgehen eine Tasse aufgewärmten Tee trinken.

Schorf
Stiefmütterchen-Tee: Teeaufguss (→ Seite 164) aus zwei Teelöffeln des Krauts von wilden Stiefmütterchen zubereiten. Kur von sechs bis acht Wochen, täglich drei Tassen warmen Tee trinken.
Stiefmütterchen-Umschläge: Tee aus Kraut von wilden Stiefmütterchen zubereiten und daraus Umschläge (→ Seite 166) machen.

Übelkeit
Pfefferminz-Tee: → Seite 179

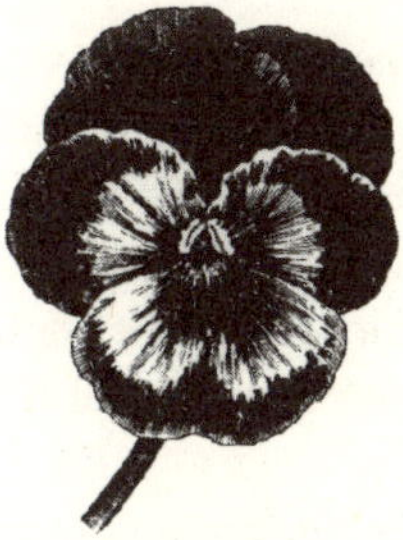
Stiefmütterchen

Verdauungsstörungen
Fenchel-Tee: → Seite 174
Pfefferminz-Tee: → Seite 179
Schafgarben-Tee: → Seite 181

Verstopfung
Basilikum-Tee: → Seite 172
Leinsamen: Ein bis zwei Esslöffel Leinsamen mit Wasser, Tee, Fruchtsaft oder Jogurt zu einem Brei verrühren. Täglich davon ein bis zwei Gläser oder Tassen einnehmen.

Wechseljahrebeschwerden
Frauenmantel-Tee: siehe unter »Durchfall«

Wundheilung
Umschlag mit Arnika: siehe unter »Blutergüsse«
Umschlag mit Kamille: → Seiten 166 und 175
Umschlag mit Ringelblumen-Tinktur: → Seite 166 und 179
Einreibung mit Ringelblumen-Salbe: → Seite 167

Zahnfleischentzündung
Mundspülung mit Fenchel-Tee: → Seite 174
Mundspülung mit Kamillen-Tee: → Seite 175
Mundspülung mit Salbei-Tee: → Seite 164

Frauenkräuter

Frauen haben es in mancherlei Hinsicht nicht leicht: Können sie ihre Kindheit noch unbeschwert genießen, verändert sich etwa ab dem zwölften Lebensjahr ihr Körper rasend schnell. Von da an werden sie jeden Monat aufs Neue von schmerzenden Krämpfen, Stimmungsschwankungen und Kräfte zehrenden Blutungen heimgesucht – nicht alle, aber viele Frauen leiden darunter. Damit nicht genug: Setzt die Menstruation im reiferen Alter aus, ist der Spuk nicht vorüber, die Wechseljahre lassen grüßen, und für viele Frauen sind sie echte Leidensjahre. Das ist der Preis, den das weibliche Geschlecht zahlen muss, um Kinder zur Welt bringen zu können.

Frauenmantel
Doch auch gegen Frauenleiden sind Kräuter gewachsen. Als altes Hausmittel wird traditionell der Frauenmantel verwendet. Sein Name verrät schon den engen Bezug zum weiblichen Geschlecht. Für einen Tee übergießt man einen Teelöffel Frauenmantel-Kraut mit einer Tasse kaltem Wasser, bringt es zum Kochen und lässt es anschließend zehn Minuten ziehen. Frauenmantel-Tee kann Lin-

derung bei starken Periodenblutungen und auch bei Beschwerden in den Wechseljahren bringen. Zusätzlich soll er gegen Ausfluss helfen, wenn die Scheide damit gewaschen wird.

Geburtshelfer

Es gibt zahlreiche Kräuter und homöopathische Mittel, die während der Schwangerschaft, der Geburt und Stillzeit unterstützend wirken können. Lassen Sie sich von Ihrer Hebamme beraten, wenn bei Ihnen bald ein freudiges Ereignis ins Haus steht.

Mönchspfeffer

Namen verraten viel über die Verwendung von Kräutern. Ein schönes Beispiel ist der Mönchspfeffer (gibt's in der Apotheke), der auch Keuschlamm-Pflanze genannt wird. Als Gewürz in den Klöstern verwendet, sollte er die fleischlichen Begierden der Mönche im Zaum halten – sie zu »keuschen Lämmern« machen. Die genaue Dosierung war wichtig, denn zu niedrig dosiert, erweckte er das genaue Gegenteil. Bei Frauen wirkt er dem prämenstruellen Syndrom (PMS) entgegen, regulierend auf den Zyklus, stimulierend auf die Fruchtbarkeit und die Milchbildung. Auch in den Wechseljahren schafft er Erleichterung.

Melisse

Diese (→ Seite 177) für ihre beruhigende Wirkung bekannte Pflanze scheint diese Eigenschaft auch bei Menstruationsbeschwerden, prämenstruellem Syndrom (PMS) und Hitzewallungen zu besitzen, außerdem soll sie fruchtbarkeitsfördernd, ausgleichend in den Wechseljahren und zyklusregulierend wirken, woher auch ihr volkstümlicher Name »Frauenkraut« herrührt. Neben der Anwendung als Tee scheint auch eine ergänzende Aromatherapie in diesem Zusammenhang hilfreich zu sein.

Baldrian

Der vielseitige Baldrian (→ Seite 172) wirkt sich bei Frauen auf Grund seiner entspannenden Eigenschaften sowohl günstig bei Menstruationsschmerzen als auch bei Beschwerden der Wechseljahre aus.

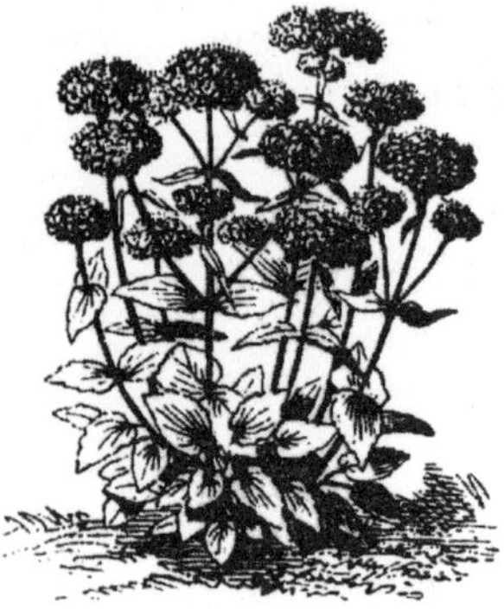

Baldrian

Thymian

Ein Thymian-Teeaufguss mit heißem Wasser (→ Seite 164) wirkt fördernd auf die Monatsblutung. Achtung: Überdosierung vermeiden, da vermutet wird, dass Thymian zur Überfunktion der Schilddrüse führt!

Gegen Periodenbeschwerden sollen weiterhin Tees aus dem stimmungsaufhellenden Johanniskraut (→ Seite 174, auch bei Beschwerden der Wechseljahre), aus Schafgarbe (→ Seite 180) und aus Hirtentäschelkraut (zwei Teelöffel getrocknetes Kraut mit einer Tasse kaltem Wasser übergießen, kurz kochen und 15 Minuten ziehen lassen) helfen.

Schmerzende Hühneraugen

Hühneraugen zählen sicherlich nicht zu den klassischen Frauenleiden, doch ist es meistens das weibliche Geschlecht, dass sich um der Schönheit willen gelegentlich in nicht gut sitzendes – aber hübsches – Schuhwerk zwängt: Die Folge sind schmerzende Hühneraugen. Fußbäder mit Teebaumöl (gibt's in der Apotheke oder im Fachhandel) desinfizieren und Fußbäder mit entzündungshemmender Kamille (→ Seiten 165–166 und 175) reinigen und weichen die Hornhaut auf.

Kräuterheilkunde für Tiere

Nicht nur für Zweibeiner, sondern auch für unsere tierischen Gefährten wird die Behandlung mit Kräutern immer wichtiger. Homöopathie und Bachblüten gehören längst zum Behandlungsalltag in vielen Tierarztpraxen, doch auch mit der Phytotherapie lassen sich erstaunliche Erfolge erzielen.

Achtung: Überdosierung

Viele der unter »Sanfte Hilfe aus der Natur« (→ Seite 170–181) angegebenen Pflanzen können Sie auch für Ihre Heimtiere verwenden. Vorsicht ist aber bei kleinen Gesellen wie Meerschweinchen, Mäusen und Co. geboten: Die Wirkstoffe wirken in den winzigen Körpern oft viel zu stark. Im Zweifelsfall sollten Sie immer Ihren Tierarzt oder Tierheilpraktiker um Rat fragen. Wenn sich die Beschwerden innerhalb von zwei Tagen nicht bessern, muss auf jeden Fall der Veterinär hinzugezogen werden, bei Vögeln und Kleinsäugern sogar innerhalb von 24 Stunden!

Tipps für Haustierhalter

Bindehautentzündungen sind ein häufiges Problem bei vielen Hunden mit Hängeliedern. Hier können Spülungen mit Augentrost-Tee (→ Seite 182) Linderung bringen.

Bei **Blähungen** können Sie Ihrem Hund statt Wasser Fenchel-Tee (→ Seite 174) anbieten, damit sich seine Verdauung wieder normalisiert.

Katzen können Sie ein **Diätfutter** schmackhafter machen, wenn Sie einige Krümel Katzenminze dazumischen – die ist für Ihren

Stubentiger unwiderstehlich. Wenn Sie den Kratzbaum damit einreiben, hält das die Mieze von Ihren Möbeln fern.

Verwöhnen Sie Ihre Vögel mit selbst gesammelten Kräutern, wie z. B. Vogelmiere, Löwenzahn, Gänseblümchenblüten und Hirtentäschelkraut. Löwenzahn ist auch ein wichtiger **Vitaminspender** für Meerschweinchen.

Nervöse Zustände wie die Angst vor Gewittern, Feurwerkskörpern an Silvester oder dem Autofahren können mit Baldriandragees (aus der Apotheke) erleichtert werden. Geben Sie Ihrem Tier eine halbe Stunde vorher eine dem Körpergewicht entsprechend geringere Dosis als für Menschen angegeben. Dauerhaft ersetzt dies natürlich nicht die Behandlung der Ursache mit Hilfe einer Verhaltenstherapie.

Wunden können Sie mit Ringelblumen- (→ Seite 179) und Kamillen-Tee (→ Seite 164) auswaschen und mit Ringelblumen-Tinktur (→ Seite 166) und -Salbe (→ Seite 167) behandeln.

Flohlos glücklich

Auch den edelsten Hund und die rassereinste Katze kann es einmal erwischen: Flöhe. Besteht schon ein massiver Befall, können nur Mittel vom Tierarzt Abhilfe schaffen. Mit natürlichen Mitteln haben Sie aber zumindest vorbeugend die Möglichkeit, Ihren Tieren ungebetene Gäste vom Leib zu halten. Im Sommer täglich etwas frischen Knoblauch unters Futter gemischt, und die Blutsauger sollen einen weiten Bogen um Bello und Mieze machen. Doch was nutzt es, wenn Ihr tierischer Hausgenosse von Flöhen verschont bleibt, er aber wegen seiner strengen Körperausdünstung im Garten übernachten muss?

Angenehmer für die menschliche Nase sind ätherische Öle. Auch ein Kräutersäckchen mit Minze, Lavendel, Zedernholz und den entsprechenden ätherischen Ölen (Herstellung → Seite 210), das ins Körbchen gelegt wurde, kann die Übeltäter fern halten. Ferner verringert das Tränken des Stoffhalsbands (vorher auf Farbechtheit prüfen) mit einem Aufguss aus den oben genannten Kräutern (alle drei Tage erneuern) die Wahrscheinlichkeit eines Flohbefalls. Die Natur macht es vor: Einige Vögel kleiden ihr Nest mit Lavendelblüten aus. Es wird vermutet, dass sie dies tun, um Ungezieferbefall gering zu halten.

Ätherische Öle und Tiere

Denken Sie immer daran, dass Tiere meistens einen viel besseren Geruchssinn als Menschen haben. Gerade ätherische Öle können ihre empfindlichen Nasen sehr belasten. Benimmt sich Ihr Tier plötzlich anders, seit es das mit ätherischen Ölen getränkte Halsband trägt, oder meidet es das Körbchen mit dem Duftsäckchen, sollten Sie auf die Aromabehandlung verzichten. Berücksichtigen Sie dies auch, wenn Sie eine Duftlampe für sich selbst anzünden.

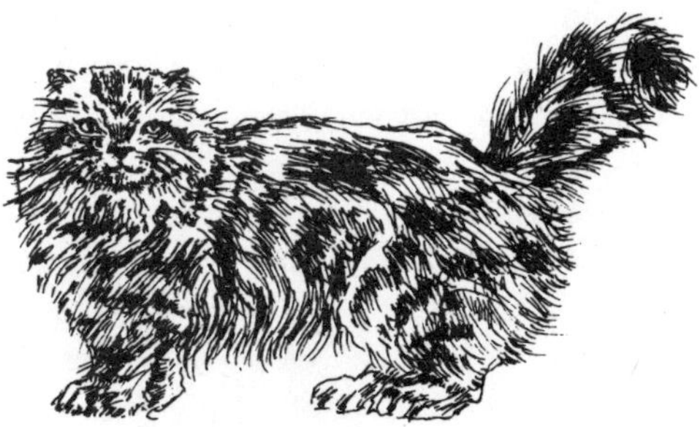

Kräuter im Haushalt

Kräuter geben Speisen die richtige Würze und bringen Linderung bei allerlei großen und kleinen Beschwerden. Doch Kräuter haben noch viel mehr Tricks auf Lager. So lassen sich die wirkungsvollen Pflanzen auch hervorragend im Haushalt einsetzen, z. B. um lästige Schädlinge loszuwerden, der Wäsche frischen Duft zu verleihen, die Wohnung mit wohltuenden und anregenden Aromen zu füllen und um Sie noch schöner zu machen.

Kräutermittel gegen Schädlinge

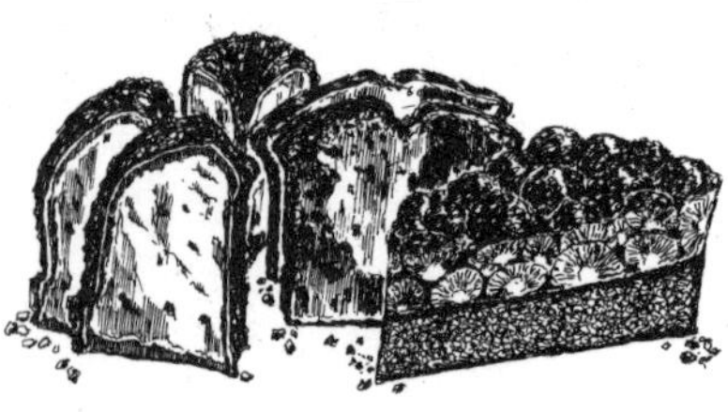

Auch Fliegen mögen Frischgebackenes

Trotz geschlossener Fenster wird man von Mücken gestochen, Fliegen lassen sich den frisch gebackenen Kuchen schmecken, und aus der Haferflockentüte schwirren einem Lebensmittelmotten entgegen.

Der beste Weg, sich vor diesen Plagegeistern zu schützen, ist, sie gar nicht erst hereinzulassen und ihnen den Aufenthalt im Haus so unangenehm wie möglich zu machen. Chemische Produkte zur Insektenvernichtung sind zwar eine schnelle Methode, die ungeliebten Untermieter wieder loszuwerden, doch ist damit der Einsatz von Giftstoffen verbunden. Dass Insektizide auch gefährlich für Menschen sind, wurde in zahlreichen Studien nachgewiesen. Kopfschmerzen und Schwindel sind noch die leichtesten Begleiterscheinungen, schlimmer sind Langzeitschäden: Bei häufigem Einsatz kann das Nervensystem geschädigt werden. Warum also zu chemischen Mitteln greifen, wenn man ihnen auch mit einfachen, verträglichen und meist sogar wohlriechenden Hausmitteln zu Leibe rücken kann? Um sich in der freien Natur gegen diese Störenfriede zu behaupten, mussten viele Pflanzen Abwehrstrategien gegen die für sie schädlichen Insekten entwickeln – sie produzierten ihr Insektizid selbst. Auch einige der wirksamsten industriell hergestellten Schädlingsbekämpfungsmittel basieren auf pflanzlichen Wirkstoffen, z. B. dem der Chrysantheme. Oft sind diese Wirkstoffe so stark, dass sie auch dem Menschen schaden können. Die hier vorgestellten Hausmittel können Sie ohne Bedenken verwenden. Bei den »gezähmten«, schon lange bewährten Mitteln gegen Schädlinge sind es meistens ätherische Öle, die deren Wirksamkeit ausmachen. Vorsichtig müssen Sie nur sein, wenn Sie eine Allergie gegen die verwendeten Wirkstoffe haben.

Fliegen fern halten

Eine hübsche, wohlriechende und einfache Methode, Fliegen von der Einwanderung in die gute Stube abzuhalten, ist, die Fensterbank mit Kräutern zu schmücken. Der Duft von Lavendel, Thymian, Majoran und auch Tomatenpflanzen schmeckt den Brummern überhaupt nicht. Sie werden sich viel seltener in Ihre Wohnung verirren, wenn Sie die Fensterbank zu einem Indoor-Kräuterbeet machen. Alle genannten Pflanzen können Sie im Topf kaufen. In Terrakotta-Töpfe umgesetzt, verleihen sie dem Zimmer mediterranes Flair. Ein Kräuter-Arrangement, in eine hübsche Schale gepflanzt und auf den Esstisch gestellt, hält die Plagegeister auch dort fern. Zusätzlich helfen Duftlampen mit Lavendel-, Zitronen-, Eukalyptus-, Melissen-, Zedernholz-, Pfefferminz-, Anis- oder Nelkenöl. Unterwegs, wenn Sie ein Picknick veranstalten, leistet ein Kräutersträußchen gute Dienste und sieht auch noch romantisch aus.

Gierige Stechmücken

Sie wollen an Ihr Blut und bringen Sie um Ihre Nachtruhe – gerade in ländlichen Regionen können Stechmücken zur echten Plage werden. Fliegenklatsche und Fenstergitter sind altbekannte Hilfsmittel gegen die Blutsauger. Wenn Sie aber lieber freie Sicht, also keine Gitter vor den Fenstern haben und die Klatsche nur gelegentlich einsetzen wollen, können Sie den Stechmücken Ihre Wohnung mit dem Duft von Lavendel, Thymian und Majoran (vgl. »Fliegen fern halten« → Seite 195) verleiden.
Sie können jedoch nicht ständig einen Kräutertopf oder eine Duftlampe mit sich herumtragen, wenn Sie im Freien unterwegs sind. Doch auch für den Aufenthalt draußen gibt es empfehlenswerte Möglichkeiten. Mischen Sie eines oder maximal zwei der oben genannten ätherischen Öle mit Körperlotion oder Körperöl: Geben Sie dafür ein paar Tropfen ätherisches Öl dazu. Sie können auch einige Tropfen der Kräuterdüfte direkt auf Ihre Kleidung geben, testen Sie aber vorher an einer verdeckten Stelle, ob Ihre Kleidung farbecht ist. Vermutlich werden die Blutsauger gelegentlich immer noch ein Auge auf Sie werfen, doch die Wahrscheinlichkeit ist durch diese natürlichen Hilfsmittel sehr viel geringer.

Vorher testen!

Einige ätherische Öle können bei empfindlichen Menschen Schwindel, Übelkeit und Kopfschmerzen verursachen, andere Menschen reagieren möglicherweise allergisch darauf. Bevor Sie Ihr Haus »aromatisieren« oder Ihren Körper und Ihre Kleidung damit beduften, sollten Sie testen, ob Sie die ausgewählten ätherischen Öle vertragen. Geben Sie nur eine kleine Menge des Öls in eine Duftlampe, und erproben Sie, ob Sie negativ darauf reagieren.

Lebensmittelmotten

Durch Einkäufe eingeschleppt, können sie sich in der saubersten Küche einnisten. Doch auch Lebensmittelmotten machen meist einen großen Bogen um die Düfte bestimmter Kräuter. Aus diesem Grund sollten Sie Kräutersäckchen (siehe unten) in Ihre Vorrats- und Küchenschränke legen. Zusätzlich können Sie auch Kräutersäckchen oder -sträuße an die Türgriffe hängen.
Haben sich die Lebensmittelmotten schon in Ihrem Vorratsschrank eingenistet, müssen Sie alle befallenen Vorräte wegwerfen und den Schrank gründlich auswaschen. Wenn Sie dem Wasser Teebaumöl (aus der Apotheke oder dem Fachhandel) zugeben, kann das helfen, die Wiederansiedlung zu verhindern. Achten Sie darauf, nur reine, natürliche ätherische Öle zu verwenden statt der synthetischen.

Kräutersäckchen gegen Lebensmittelmotten

Anleitung

Für ein Kräutersäckchen brauchen Sie eine Hand voll des Gemischs. Überlegen Sie, wie viele Säckchen Sie verteilen wollen, fertigen Sie die entsprechende Menge der Mischung an, geben Sie sie in das Gefäß, und träufeln Sie das Nelken- und Lavendelöl darauf. Verschließen Sie das Gefäß, und schütteln Sie es kräftig, bis sich alles gut vermischt hat. Nach vier Wochen geben Sie jeweils eine Hand voll auf ein Taschentuch, fassen das Tuch an den vier Zipfeln und binden es mit einer Schnur zu.

Sie benötigen

1 Tasse getrocknete, zerbröselte Lorbeerblätter
2 Tassen getrocknete, zerbröselte Pfefferminzblätter
3 Tassen Zedernholzstücke
3 Tassen Lavendelblüten
4 EL getrocknete Veilchenwurzeln (aus der Apotheke)
4 Tropfen Nelkenöl
6 Tropfen Lavendelöl
1 verschließbares Gefäß
Baumwolltaschentücher

Gefräßige Kleidermotten

Endlich ist der Frühling da und die warmen Sonnenstrahlen machen den dicken Pullover überflüssig. Höchste Zeit, die Sommerkleidung aus ihrem Winterschlaf zu wecken. Doch, oh Schreck: Das Lieblingshemd ist voller Löcher. Die Übeltäter sind schnell ausgemacht: Kleidermotten! Damit Sie in Zukunft keine bösen Überraschungen mehr erleben, wenn Sie Ihre guten Stücke aus dem Kleiderschrank holen, sollten Sie Ihre Sachen »einmotten«. Zum Glück ist das nicht mehr mit stinkenden Mottenkugeln verbunden. Viel angenehmer und genauso nützlich sind auch hier Kräutersäckchen, die Sie zwischen die Socken legen, an die Bügel hängen oder in die Taschen der Mäntel stecken.

Kräutersäckchen gegen Kleidermotten

Sie benötigen

1 Tasse getrocknete, zerbröselte Lorbeerblätter
1 Tasse getrocknete, zerbröselte Pfefferminzblätter
2 Tassen Kamillenblüten
3 Tassen Zedernholzstücke
2 Tassen getrocknete Lavendelblüten
4 EL getrocknete Veilchenwurzeln (aus der Apotheke)
10 Tropfen ätherisches Lavendelöl
1 verschließbares Gefäß
Baumwolltaschentücher

Anleitung

Die Herstellung dieser Kräutersäckchen ist die gleiche wie bei den Lebensmittelmotten (→ Seite 197).

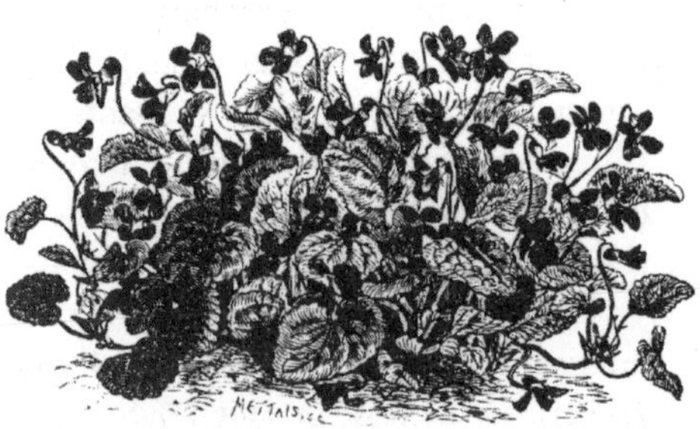

Lang anhaltender Duft

Sie können den Kräutersäckchen auch Zedernholz- oder Zitronenöl beimischen. Damit der Duft des Kräutersäckchens intensiv riecht und lange hält, können Sie der Mischung Iriswurzelpulver (aus der Apotheke, pro Liter Pflanzenmischung zwei bis drei Esslöffel) und ätherische Öle (pro Liter Pflanzenmischung insgesamt sechs bis acht Tropfen) beifügen.

Obstfliegen und Wespen

Um die lästigen Besucher zu vertreiben, sollten Sie in die Mitte der Obstschale oder auf den Tisch einen Duftstein legen, den Sie mit Nelkenöl beträufeln.

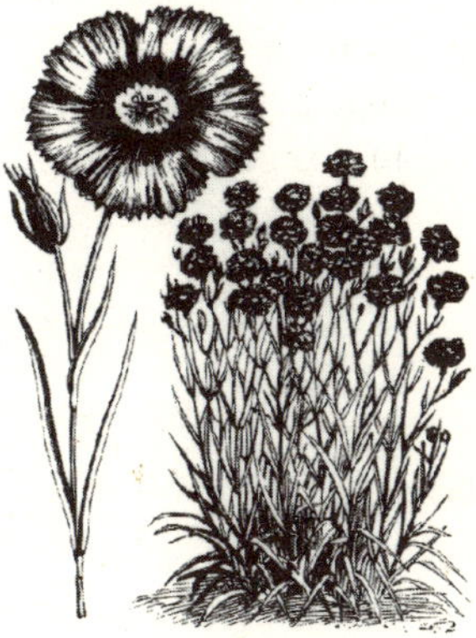

Nelke

Unsichtbare Hausstaubmilben

Jeder hat Haustiere, auch wenn er es noch so energisch bestreitet: Hausstaubmilben sind einfach überall. Um diese Tierchen in Schach zu halten, hilft nur gründliche Sauberkeit – saugen und putzen sind angesagt. Als wirksam gegen die unerwünschten Untermieter hat sich Teebaumöl erwiesen. Stark verdünnt kann es auf Teppiche, Polster und in Ritzen gesprüht werden. Doch Vorsicht: Vorher muss geprüft werden, ob die Auslegeware und die Stoffbezüge farbecht sind, am besten geht das an einer verdeckten Stelle. Allergiker müssen vorher ebenfalls prüfen, ob sie auf das stark riechende Teebaumöl allergisch reagieren, bevor sie es so großzügig in der Wohnung verteilen.

Lavendelfrische

Früher haben Hausfrauen Lavendelblüten auf die frisch gereinigten Fußböden gestreut. Bei jedem Tritt auf die Blüten wurde deren charakteristischer Geruch freigesetzt – ein Fest für die Nase und ein Graus für Ungeziefer.

Kräuter zur Wäsche- und Möbelpflege

Angenehm frisch duftende Wäsche, Flecken entfernen oder Möbel polieren: Im Kräutergarten der Natur finden sich allerlei Zutaten, die Sie bei Ihrer Arbeit im Haushalt verwenden können. Schneller geht es damit zwar nicht, doch Sie haben mit gutem Gewissen ein bisschen Chemie eingespart.

Wäschepflege

Welch angenehmes Gefühl, eine Bluse, ein Hemd oder ein Handtuch aus dem Kleiderschrank zu nehmen, dass frisch duftet, obwohl es schon vor drei Wochen gewaschen wurde. Das können Sie auf ganz einfache Weise erreichen, indem Sie Duftsäckchen zwischen Ihre Wäsche legen.

Lavendel-Duft-Säckchen für den Wäscheschrank

Sie benötigen

4 Tassen getrocknete Lavendelblüten

2 EL getrocknete Veilchenwurzel (aus der Apotheke)

Anleitung

Die Herstellung dieses Duft-Säckchens ist die gleiche wie bei den Kräutersäckchen gegen Lebensmittelmotten (→ Seite 197).

Tipp Sie können statt des Lavendels auch Rosen-, Zitronen- oder einen anderen Duft verwenden.

1 Gefäß, das luftdicht verschlossen werden kann
Die benötigte Menge Baumwolltaschentücher

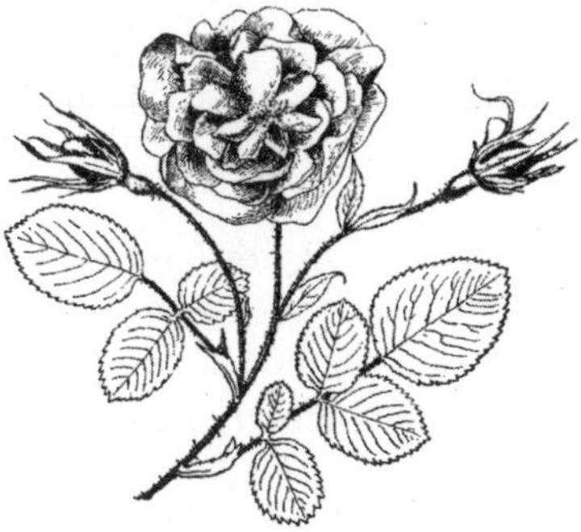

Selbst gemachte Seife

Mit dieser Seife können Sie sowohl Ihre Pullover als auch Ihre Hände waschen.

Sie benötigen
1 Block Glycerinseife (klein geschnitten)
1 hitzebeständiges Gefäß
1 größerer Topf
Ätherisches Öl nach Wunsch
1 hitzebeständiges Formgefäß

Anleitung
Geben Sie die Seifenstücke in das Gefäß. Danach einen größeren Topf mit Wasser füllen. Jetzt stellen Sie das Gefäß mit den Seifenstückchen in den Topf (das Wasser darf nicht in das Gefäß eindringen) und erhitzen die Seifenstückchen im Wasserbad, bis sie flüssig werden. Anschließend geben Sie 10 bis 20 Tropfen ätherisches Öl hinzu. Die Seife in die Form gießen und einen Tag trocknen lassen. Danach die Seife aus der Form herausnehmen, mit einem weichen Tuch polieren und drei Wochen an einem warmen und trockenen Platz trocknen, anschließend in Wachspapier luftdicht verpacken.

Möbelpflege mit Kräutern

Um Ihren Möbeln frischen Glanz zu verleihen, können Sie sich eine Kräuter-Möbelpolitur selbst herstellen. Wichtig: Testen Sie die Politur erst an einer verdeckten Stelle, z. B. an der Rückseite, um sich zu vergewissern, dass sie keine Flecken hinterlässt.

Sie benötigen

150 ml Leinölfirnis
150 ml Terpentin
150 ml Essig
10 Tropfen ätherisches Öl, z. B. Lavendel
1 Flasche

Anleitung

Leinöl, Terpentin und Essig zu gleichen Teilen mischen. Dann das ätherische Öl dazugeben. Verrühren Sie alles gut miteinander, schütten Sie es in die Flasche und verschließen Sie das Gefäß gut. Abschließend die Flasche beschriften.

Anwendung Die Mischung dünn auf das Möbelstück auftragen und mit einem weichen Tuch gründlich polieren.

Kräuter-Teppichreiniger

Mit diesem sanften Reiniger lassen sich Ihre Teppiche schonend säubern. Prüfen Sie vor der Anwendung an einer verdeckten Stelle, ob der Teppich farbecht ist.

Sie benötigen

30 g getrocknete Seifenkrautwurzeln
1 Topf
1 Nudelholz
1 Flasche

Anleitung

Legen Sie die Wurzeln in den Topf, und geben Sie so viel Wasser hinzu, dass sie großzügig bedeckt ist. Die Wurzeln dann einen Tag einweichen lassen, in kleine Stücke schneiden und mit dem Nudelholz ausdrücken. Danach die Wurzeln wieder in den Topf legen, einen Liter Wasser dazugeben, erhitzen und 40 Minuten unter gelegentlichem Umrühren leicht kochen lassen. Lassen Sie den Aufguss abkühlen. Den Sud in Flaschen füllen und gut verschließen. Achtung: Die Flasche beschriften und sicher vor Kindern aufbewahren!

Kräuter-Seifenreiniger für glatte Flächen

Mit dieser Seife können Sie Tische, Stühle und Arbeitsplatten schonend und gründlich reinigen, das Nelkenöl hat zusätzlich desinfizierende Wirkung.

Anleitung

Geben Sie die Seifenflocken, das Sonnenblumenöl und den flüssigen Honig in das Gefäß. Dann den Topf mit Wasser auffüllen und das Gefäß mit den Seifenstückchen in den Topf stellen (das Wasser darf nicht in das Gefäß eindringen). Alles im Wasserbad unter gelegentlichem Umrühren erhitzen, bis eine flüssige Masse entstanden ist. Im nächsten Schritt mischen Sie das ätherische Öl darunter. Anschließend die Seife in die Formen gießen und einen Tag trocknen lassen. Die Seife aus den Formen nehmen, mit einem weichen Tuch polieren und drei Wochen lang an einem warmen Platz trocknen. Zur Aufbewahrung in Wachspapier einwickeln.

Sie benötigen

250 Gramm Seifenreste (klein geraspelt)
3 EL Sonnenblumenöl
5 EL flüssigen Honig
1 hitzebeständiges Gefäß
1 größerer Topf
20 Tropfen Nelkenöl
10 Tropfen Lavendel- oder Zitronenöl
Hitzebeständige Formgefäße

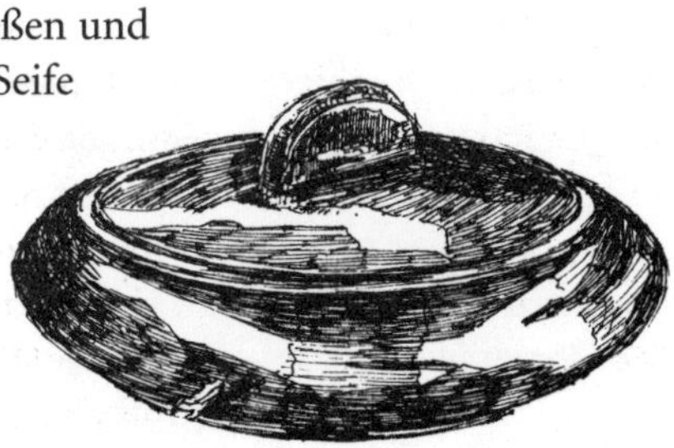

Potpourris und Kräuterduftkissen

Statt ihre Wohnung mit Düften aus der Sprühdose behaglicher zu machen, entscheiden sich immer mehr Menschen für die wohltuende Wirkung natürlicher Aromaträger. Potpourris und Duftkissen riechen nicht nur wunderbar, sondern sehen auch noch hübsch aus. Sie wirken je nach verwendetem Duft anregend, beruhigend oder entspannend und sind obendrein schöne Geschenke für Freunde und Verwandte. Mit einem Potpourri oder Duftkissen gelingt es, die Düfte Ihrer Kindheit zurückholen, Weihnachtsstimmung zu zaubern oder eine Sinnesreise in ferne Länder zu unternehmen.

Ätherische Öle und ihre Wirkung

Eukalyptus: fördert die Konzentration, erfrischend, reinigt die Luft
Fenchel: beruhigend und entspannend
Jasmin: stimmungsaufhellend
Kamille: angstlösend, entspannend und beruhigend
Kampfer: anregend
Koriander: anregend, hilft gegen Müdigkeit
Lavendel: stärkt die Nerven, beruhigt, hilft bei Verspannungen
Melisse: stimmungsaufhellend, fördert das Wohlbefinden
Pfefferminze: anregend, verbessert Denk- und Merkfähigkeit
Rose: beruhigend, angstlösend
Rosenholz: beruhigend, entspannend
Rosmarin: lindert Erschöpfung, stimulierend, fördert die Konzentration, hilft bei Verspannungen
Thymian: anregend, kräftigend, konzentrationsfördernd, luftreinigend
Zitrone: stärkend, reinigend

Im Handel werden noch zahlreiche weitere ätherische Öle und Mischungen angeboten. Begeben Sie sich doch auf Schnuppertour, und testen Sie, was Ihnen gefällt und gut bekommt.

Potpourris aus Kräutern

Für die Herstellung eines Potpourris können Sie je nach persönlicher Vorliebe getrocknete Blüten, Blätter und Früchte, Rinden- und Holzstücke sowie Gewürze verwenden.
Damit der Duft des Potpourris intensiv riecht und lange hält, können Sie der Mischung noch Iriswurzelpulver (aus der Apotheke, pro Liter Pflanzenmischung zwei bis drei Esslöffel) und ätherische Öle (pro Liter Pflanzenmischung insgesamt sechs bis acht Tropfen) beifügen.
Geben Sie die Mischung, das Iriswurzelpulver und das ätherische Öl in ein großes Gefäß, verschließen Sie es gut (Deckel beispielsweise mit Gummiband oder Klebeband fixieren), und schütteln Sie das Ganze anschließend kräftig durch. Lassen Sie es sechs bis acht Wochen ziehen, und verteilen Sie das Potpourri dann in hübsche Schalen. Nachfolgend finden Sie einige Grundrezepte, die Sie nach Belieben abwandeln können.

Individuelle Note

Sie können das Potpourri ganz nach Ihren Wünschen zusammensetzen: So gibt es z. B. die Möglichkeit, farbig abgestimmte Mischungen oder bunte Potpourris zusammenzustellen, den Jahreszeiten angepasste Mischungen herzustellen oder einfach Ihre Lieblingsblumen zu kombinieren. Gefärbte Hölzer und ungemahlene Gewürze, wie beispielsweise Vanilleschoten oder Zimtstangen, geben der Mixtur eine warme Note.

Anregendes, buntes Potpourri

Sie benötigen

2 Tassen getrocknete Lavendelblüten
2 Tassen getrocknete rote Rosenblütenblätter
1 Tasse Zitronenmelisseblätter
1 Tasse Ringelblumenblütenblätter
2 EL Iriswurzelpulver
2 Tropfen Melissenöl
2 Tropfen Rosmarinöl
2 Tropfen Lavendelöl

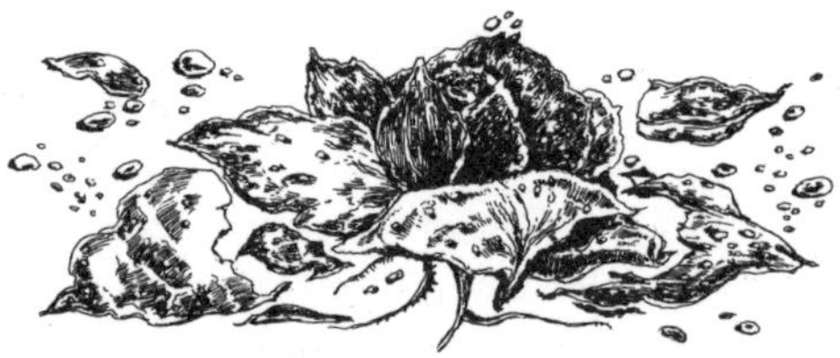

Beruhigendes Potpourri in Blau

Sie benötigen

1 Tasse getrocknete Lavendelblüten
1 Tasse getrocknete Ritterspornblüten
1 Tasse getrocknete blaue Hortensienblüten
1 Tasse getrocknete Veilchen
2 EL Iriswurzelpulver
2 Tropfen Kamillenöl
2 Tropfen Rosenholzöl
2 Tropfen Lavendelöl

Entspannendes Rosen-Potpourri

Sie benötigen

2 Tassen getrocknete Lavendelblüten
2 Tassen getrocknete Rosenblütenblätter
2 EL Iriswurzelpulver
4 Tropfen Rosenholzöl
2 Tropfen Lavendelöl

Frisches Zitronen-Potpourri

Sie benötigen

3 Tassen getrocknete Rosenblütenblätter
1 Tasse getrocknete Zitronenschalen
2 EL Iriswurzelpulver
2 Tropfen Rosenöl
4 Tropfen Zitronenöl

Konzentrationsförderndes Pfefferminz-Potpourri

Sie benötigen

2 Tassen getrocknete Pfefferminzblätter
1 Tasse getrocknete Lavendelblüten
1 EL Iriswurzelpulver
3 Tropfen ätherisches Pfefferminzöl
2 Tropfen ätherisches Lavendelöl
1 Tropfen ätherisches Melissenöl

Früchte trocknen für ein Potpourri

Äpfel, Orangen und Zitronen in fünf bis sechs Millimeter dicke Scheiben schneiden und bei geringer Hitze langsam im Backofen trocknen lassen.

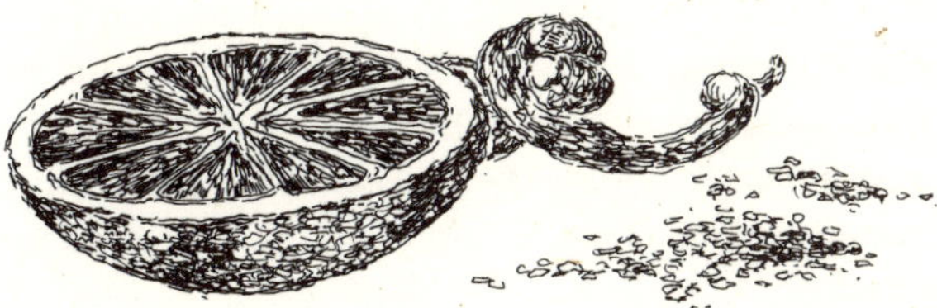

Halloween-Potpourri

Sie benötigen

1 Tasse getrocknete Lampionblüten (Physalis)
1 Tasse getrocknete Hagebutten
1 Tasse getrocknete Rosmarinzweige
1 Tasse getrocknete Apfelscheiben
1 Tasse getrocknete Ringelblumenblüten
1 Tasse Zitronenschalen
3 EL Iriswurzelpulver
2 Tropfen Lavendelöl
4 Tropfen Korianderöl
4 Tropfen Rosmarinöl

Weihnachts-Potpourri

Sie benötigen

1 Tasse getrocknete kleine Tannenzweige
1 Tasse Zwergkiefernzapfen
1 Tasse getrocknete Gewürznelken
1 Tasse Zimtstangen
1 Tasse getrocknete Zitronen- und Orangenscheiben
1 Tasse getrocknete Zitronenschalen
1 Tasse Mistelzweige
2 Vanilleschoten (geviertelt)
3 EL Iriswurzelpulver
4 Tropfen Nelkenöl
2 Tropfen Zimtöl
4 Tropfen Anisöl

Kräuterduftkissen

Kräuterduftkissen sind eine Freude für die Sinne und setzen behagliche Akzente in der Wohnung. Ob auf der Holzbank am Esstisch, auf dem Sofa, dem Bett oder Ihrem Lieblingsohrensessel, sie passen einfach überall hin und verströmen ihren wohltuenden Duft.

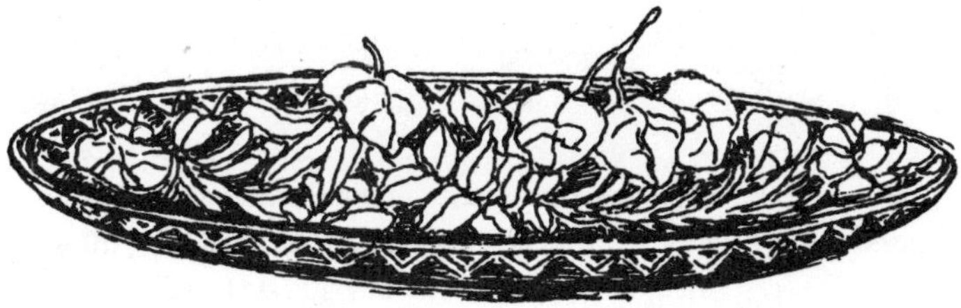

Die Füllung eines Kräuterduftkissens ist identisch mit der eines Potpourris, Sie können alle Zutaten verwenden, die Sie gerne mögen. Allerdings sollten Sie bei der Verwendung ätherischer Öle umso sparsamer sein, je größer das Kissen ist, sonst riecht der Duft zu stark und kann sogar unangenehm werden. Am Anfang sollten Sie eine dezente Mischung ganz ohne ätherische Öle ausprobieren und erst später zu den intensiveren Aromen wechseln – weniger ist manchmal mehr. Achten Sie bei der Füllung darauf, spitze und grobe Stücke, die durch den Bezug stechen oder diesen ausbeulen könnten, auszusortieren.

Es gibt einfache Varianten, die Sie schnell herstellen können, sowie aufwändig gestaltete Kissen, die wahre Kostbarkeiten sind. Für den Bezug eignen sich vor allem feine Stoffe aus Baumwolle, Voile, Organza oder Leinen. Besonders schön sehen Duftkissen aus besticktem Leinen- oder Baumwollstoff aus, als Motiv bieten sich z. B. die verwendeten Kräuter an. Sie können auch einfach einen Stoff auswählen, der zu Ihrem Sofa oder Ihren Vorhängen passt. So lassen sich die Kissen unauffällig in die Wohnungseinrichtung integrieren, und nur ihr Duft verrät ihr würziges Geheimnis. Es gibt noch viele weitere Möglichkeiten, Ihre Wohnung mit duftenden Accessoires zu verschönern, z. B. Kräutersäckchen, Aromakränze und -herzen sowie Duftkerzen.

Schlaf-gut-Kissen

Sie benötigen

Stoff für ein Kissen

1/4 Tasse getrocknete Anisfrüchte

1 Tasse getrocknete Kamillenblüten

2 Tassen getrocknete Hopfenblüten

1 1/2 Tassen getrockneter Thymian

1/4 Tasse getrocknete Baldrianwurzeln

1 Tasse getrocknete Pfefferminzblätter

1 Tasse getrocknete Lavendelblüten

3 Tassen getrocknete Heublumen

Anleitung

Schneiden Sie zwei Stoffstücke in der gewünschten Größe und Form zurecht. Dann nähen Sie die Stoffstücke rundherum fast komplett zusammen, Sie müssen lediglich noch so viel Platz lassen, dass Sie das Kisten befüllen können. Füllen Sie als Nächstes den Beutel mit der angegebenen Kräutermischung, und nähen Sie die Stelle, an der das Kissen gefüllt wurde, zum Schluss zusammen.

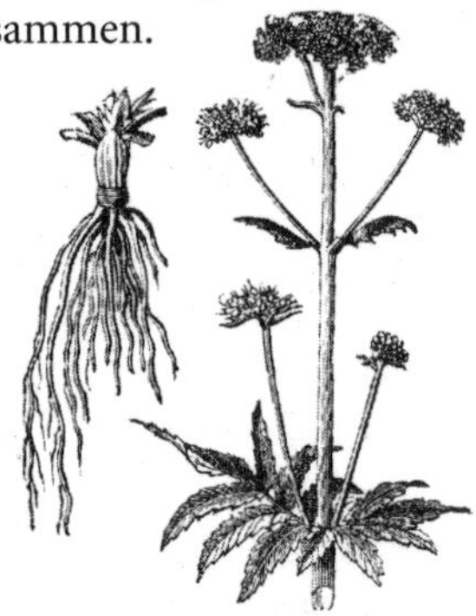

Kräutersäckchen

Sie sind kleine Duftdepots, die dekorativ z. B. an Türklinken, an Lampen oder Schranktüren gehängt werden können oder als nettes Mitbringsel Ihre Gastgeber erfreuen.

Erste Variante: Zwei gleich große Stoffstücke in der gewünschten Größe und Form zurechtschneiden. Dann die Stoffstücke an drei Seiten zusammennähen und das Säckchen mit der fertigen Kräutermischung füllen (Füllung siehe Potpourri, → Seite 206–208). Abschließend das Kräutersäckchen mit einem hübschen Stoffband zusammenbinden.

Zweite Variante: Zwei gleich große Stoffstücke in der gewünschten Größe und Form zurechtschneiden. Jetzt die oberen Seiten der Stoffstücke nach innen zu einem Schlauch umnähen und die anderen drei Seiten zusammennähen. Das Säckchen mit der fertigen Kräutermischung füllen (Füllung siehe Potpourri, → Seite 206–208). Zum Verschließen ein hübsches Stoffband mit Hilfe einer stumpfen Nadel durch den Schlauch ziehen, dann das Säckchen wie einen Beutel zusammenziehen.

Duftorange

Auf die Schnelle können Sie Ihr Heim mit herrlichen Düften erfüllen, indem Sie in eine Orange rundherum Gewürznelken stecken. Hängen Sie die wohl riechende Frucht an einem Band auf.

Aromabaum

Sie benötigen

Getrocknete Blüten und Blütenblätter, z. B. Lavendelblüten und/oder Rosenblütenblätter
1 tiefer Teller
1 Styroporkugel
Styroporverträglicher Leim
1 kleiner Tontopf
Steckschaum
1 Holzstab, möglichst ein natürlicher, gerader Zweig (15 bis 30 cm lang)
1 Hand voll Moos
Schmuckband

Anleitung

Die Blüten und Blütenblätter in den tiefen Teller schütten. Bestreichen Sie die Styroporkugel gründlich mit dem Leim. Anschließend die noch feuchte Kugel in den Blüten rollen, bis keine freie Stelle mehr zu sehen ist. Eine Stunde trocknen lassen.
Den Topf mit dem Steckschaum füllen und den Holzstab mit dem einen Ende in die Kugel, mit dem anderen in den Steckschaum stecken. Den Steckschaum mit Moos bedecken. Mit dem Schmuckband eine Schleife um den Topf oder den Stamm binden.

Aromakranz oder -herz

Sie benötigen

1 Styroporring oder -herz
Getrocknete Lorbeerblätter
Dünner Draht
Blüten nach Wunsch, sie sollten noch etwas Stiel haben (z. B. Lavendel, Rosen, Kamille, Schnittlauch, Schafgarbe, Ringelblume)
Schmuckband

Anleitung

Beginnen Sie damit, die Lorbeerblätter mit dem Draht am Styropor zu befestigen (umwickeln). Danach die Blüten jeweils mit dem Stiel durch die Blätter in das Styropor stecken (Blüten mit dünnen Stielen können Sie mit Draht befestigen). Wie üppig Sie den Kranz bestücken, ist Geschmackssache. Anschließend ziehen Sie das Schmuckband durch den Ring oder ums Herz und binden eine Schleife. Aus dem Draht können Sie einen Aufhänger zur Befestigung an der Wand basteln.

Tipp Wenn Sie wöchentlich einige Tropfen ätherisches Öl auf den Kranz geben, bleibt der intensive Duft erhalten.

Duftkerze

Sie benötigen

Kerzenreste
1 hitzebeständiges Gefäß
1 größerer Topf
15 Tropfen ätherisches Öl nach Wunsch
1 Kerzendocht
Hitzebeständige Formgefäße

Anleitung

Geben Sie die Kerzenreste in das Gefäß. Dann den Topf mit Wasser füllen und das Gefäß mit den Kerzenresten in den Topf stellen (das Wasser darf nicht in das Gefäß eindringen). Jetzt erhitzen Sie die Kerzenreste im Wasserbad unter gelegentlichem Umrühren, bis das Wachs flüssig ist. Als Nächstes das ätherische Öl darunter mischen. Dann platzieren Sie den Docht in der Kerzenform und gießen die Kerzenmasse hinein. Anschließend die Kerze trocknen lassen und aus der Form nehmen.

Tipp Achten Sie darauf, dass der Durchmesser der Formöffnung größer ist als der Fuß, da die Kerzen sich sonst nicht lösen lassen, spezielle Kerzenformen gibt's auch im Bastelladen. Besonders hübsch wird die Kerze, wenn Sie die Kerzenreste nach Farben getrennt im Wasserbad erhitzen und in die Form füllen. Die untere Schicht muss angetrocknet sein, bevor die nächste gegossen wird. Wenn Sie dem Kerzenwachs Zitronenöl zugeben, reinigt es die Raumluft, z. B. von Zigarettenrauch.

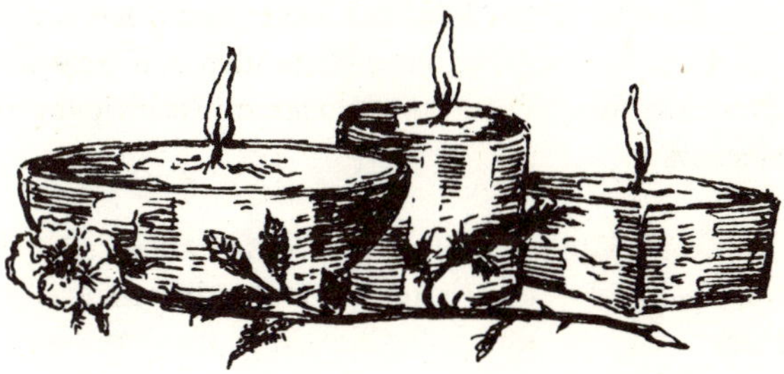

Duftendes Briefpapier

Sie benötigen

Löschpapier
Ätherisches Öl nach Wunsch
Pergamentpapier
Briefpapier
1 Karton

Anleitung

Schneiden Sie das Löschpapier in Streifen, und beträufeln Sie es mit dem ätherischen Öl. Dann mehrere Löschpapierschnitzel zwischen je zwei Pergamentpapierblätter legen und diese »Sandwiches« zwischen den Blättern des Briefpapiers platzieren. Als nächsten Schritt das Papier in den Karton legen, den Karton gut verschließen und zwei Wochen stehen lassen, damit das Briefpapier den Duft aufnehmen kann.

Kräuter-Kosmetik

Wahre Schönheit kommt von innen, und mit natürlichen Mitteln können Sie diese noch viel besser zur Geltung bringen.

Honig-Kräuter-Seife selbst gemacht

Diese Seife ist auch ein schönes Geschenk für Freunde und wird noch aufgewertet, indem Sie z. B. getrocknete Lavendelblüten, Ringelblumenblätter, kleine Rosmarinzweige oder Muscheln darin einschließen. Diese kommen in der transparenten Seife wunderbar zur Geltung. Dazu die Masse nicht auf einmal in die Form gießen, sondern in mehreren Lagen arbeiten, in die Sie die Blüten betten.

Sie benötigen

200 g Glycerinseife (zu Flocken gerieben)
1 hitzebeständiges Gefäß
1 größerer Topf
2 EL Honig
1 EL gemahlene Mandeln
Ätherisches Öl nach Wunsch
1 hitzebeständiges Formgefäß

Anleitung

Geben Sie die Seifenstücke in das Gefäß, und füllen Sie den Topf mit Wasser. Dann das Gefäß mit den Seifenstückchen in den Topf stellen (das Wasser darf nicht in das Gefäß eindringen). Als Nächstes die Seifenstückchen im Wasserbad erhitzen, bis sie flüssig sind. Anschließend geben Sie den Honig, die Mandeln und 10 bis 20 Tropfen Öl dazu.

Jetzt die Seife in die Form gießen und in der Form einen Tag trocknen lassen. Danach nehmen Sie die Seife aus der Form, polieren sie mit einem weichen Tuch und lassen sie erneut drei Wochen trocknen. Später in Wachspapier luftdicht verpacken.

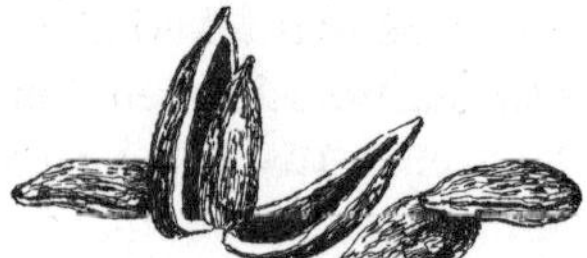

Ringelblumensalbe für empfindliche Haut

Sie benötigen

200 ml kalt gepresstes Olivenöl
6 EL getrocknete Ringelblumenblütenblätter
1 Leinentuch
25 g Bienenwachs

Anleitung

Zuerst das Olivenöl mit den Blütenblättern in einem Topf unter ständigem Rühren erhitzen, bis es siedet. Dann vom Herd nehmen, weiterrühren und eine Stunde ziehen lassen. Jetzt pressen Sie das Öl mit den Blütenblättern durch ein Leinentuch zurück in den Topf. Anschließend das Bienenwachs zum Öl dazugeben und langsam unter ständigem Umrühren schmelzen. Danach nehmen Sie die Salbe vom Herd, lassen sie abkühlen und rühren sie währenddessen weiter um. Zum Schluss die Salbe in Tiegel füllen, mit einem Leinentuch abdecken und erst verschließen, wenn sie erhärtet ist. Unbedingt im Kühlschrank aufbewahren.

Tipp Statt des Olivenöls und des Bienenwachses können Sie auch 500 Gramm Schweinefett verwenden. Schweinefett dringt besonders gut in die Haut ein. Wenn Sie möchten, können Sie in die Masse ganz nach Geschmack Lavendelblüten, Rosmarin oder ätherische Öle geben.

Duft-Badesalz

Sie benötigen

500 g Meersalz
50 Tropfen ätherisches Öl nach Wahl
1 Einmach- oder Schraubglas

Anleitung

Schütten Sie das Meersalz in das Glas, und geben Sie das ätherische Öl dazu. Dann das Glas verschließen und gut schütteln. Nach einer Woche hat das Meersalz das Öl aufgenommen.

Gesichtspflege

Machen Sie einen kalten Auszug (→ Seite 164) aus Lavendelblüten. Das Wasser ist ideal zur Gesichtspflege. Im Kühlschrank aufbewahrt hält es sich eine Woche.

Ringelblumen-Gesichtswasser für trockene Haut

Sie benötigen

50 ml Ringelblumen-Tinktur (→ Seiten 166 und 179)
50 ml Rosenwasser (aus der Apotheke)
4 Tropfen ätherisches Lavendelöl
1 Flasche

Anleitung

Alle Zutaten in eine Flasche geben und kräftig schütteln. Schon fertig!

Was tun bei Akne?

Bei Akne können Gesichtsdampfbäder mit Kamille (→ Seite 175) und Salbei (→ Seite 180) helfen.

Aroma-Peeling für fettige Haut

Sie benötigen

100 g Salz
1–2 Tropfen ätherisches Öl nach Wunsch, z. B. Lavendelöl
1 Tasse

Anleitung

1 Alle Zutaten in der Tasse mit 50 Milliliter Wasser gut vermischen.
2 Vorsichtig auf die Haut reiben, nach der Anwendung sanft mit lauwarmem Wasser abwaschen.

Petersilien-Eis für schöne Augen

Anleitung

1 200 Milliliter Wasser in einem Topf zum Kochen bringen.

2 Die Petersilie in das hitzbeständige Gefäß geben, mit dem kochenden Wasser übergießen. Das Ganze 20 bis 30 Minuten ziehen lassen.

3 Die Petersilie absieben und den Aufguss gut abkühlen lassen. Danach die Flüssigkeit in die Eiswürfelform gießen, ins Tiefkühlfach stellen und gefrieren.

4 Bei geröteten und geschwollenen Augen und Lidern mit einem Würfel des Petersilien-Eises über die Lider wischen.

Sie benötigen

1 Topf
4–5 Stängel frische Petersilie (gewaschen)
1 hitzebeständiges Gefäß
1 feines Sieb
1 Eiswürfelform

Brennende Augen

Vom Zigarettenrauch des letzten Abends gerötete Augen können durch das Auflegen von Kompressen mit Tee aus Augentrostkraut beruhigt werden.

Ölhaarkur für trockenes Haar

Anleitung

1 Alle Zutaten in der Tasse vermischen.

2 Die Kur in die noch feuchten, frisch gewaschenen Haare kräftig einmassieren.

3 20 bis 30 Minuten einwirken lassen.

4 Die Kur mit viel Wasser und einem Babyshampoo auswaschen.

Sie benötigen

1 EL Klettenwurzelöl
1 Eigelb
1–2 Tropfen ätherisches Öl nach Wunsch, z. B. Rosenöl
1 Tasse

Über dieses Buch

Die Autorinnen

Susanne-Lilian Grüning ist ausgebildete Diätassistentin und lebt und arbeitet in Wetzlar. Als Tochter eines Kochs und einer Köchin lernte sie die Liebe zu Küche und Natur bereits von ihren Eltern. Kochen ist ihre Leidenschaft – sowohl für Gäste als auch um einfach mal etwas Neues auszuprobieren. Ein Schwerpunkt ihres Interesses liegt dabei auf der Beschäftigung mit Kräutern und ihren vielfältigen positiven Wirkungen, ob in der Küche oder als Quelle natürlicher Gesundheit.
Heike Schmidt-Röger ist freie Journalistin und Autorin zahlreicher Bücher. Sie hat sich auf die Themen Natur und Tier spezialisiert.

Haftungsausschluss

Alle Rezepte und Zubereitungsanleitungen für die Verwendung von Kräutern bei Speisen oder Heilmitteln wurden von den Autorinnen sorgfältig überprüft und/oder gekocht, eine Garantie kann jedoch nicht übernommen werden. Für Personen- und Sachschäden kann keine Haftung seitens der Autorinnen oder des Verlages übernommen werden.

Illustrationsnachweis

Alle Illustrationen Beate Brömse, München, außer: Seite 7, 15, 16, 22, 27, 29, 36, 37, 40, 41, 53, 54, 61, 66, 71, 75, 79, 80, 90, 93, 159, 160, 163, 166, 170, 173, 174, 175, 176, 179, 180, 181, 184, 185, 186, 187, 190, 198, 199, 201, 210

Impressum

Weltbild Buchverlag
–Originalausgaben–

3. Auflage 2003

Projektleitung: Friederike Lutz
Redaktion: Dr. Bettina Gratzki
Umschlag: X-Design, München
Titelillustrationen: Beate Brömse, München
Layout/DTP/Satz: Lydia Koch, Augsburg
Druck und Bindung: Clausen & Bosse GmbH, Birkstraße 10, 25917 Leck

Gedruckt auf chlorfrei gebleichtem Papier

Printed in Germany

ISBN 3-89604-826-0

Verzeichnis aller Pflanzen

Achillea millefolium 180
Ackerschachtelhalm 161
Allium cepa 181
Allium sativum 175
Aloe 15
Alraune 11–13, 15
Anis 19, 40, 52, 54, 61, 72, 159
Apfel 207
Arnika 183, 188
Augentrost 182, 191
Baldrian 24, 36, 172, 186, 187, 190, 192
Bärlauch 40
Basilikum 40, 49, 68, 69, 70, 73, 159, 172, 187
Beifuß 13, 24, 40, 52, 73
Beinwell 40
Bergbohnenkraut 40
Birke 161
Blutwurz 161, 183
Bohne 66–67
Bohnenkraut 40, 52, 68, 74
Borretsch 40, 50, 52, 54, 63, 75
Brennnessel 40, 173, 185
Brunnenkresse 40
Buchsbaum 46
Calendula officinalis 179
Carum carvi 176
Chaulmoogra-Nüsse 16
Chili 44, 71
Dill 18, 20, 42, 52, 63, 68, 69, 70, 76
Dost 42, 50, 76
Eberraute 24, 42, 50
Eibisch 19, 162
Eichenrinde 161
Eisenkraut 18
Engelwurz 24
Enzian 160
Estragon 42, 63, 68, 77
Eukalyptus 204
Feldsalat 52
Fenchel 25, 29, 42, 52, 60, 70, 78, 15, 16, 159, 174, 182, 185, 187, 188, 191, 204
Foeniculum vulgare 174
Frauenmantel 24, 183, 186, 187, 188
Gänseblümchen 42, 49, 68, 159, 192
Ginko 183
Ginster 52
Großer Wiesenknopf 42
Gundelrebe 42
Hagebutte 60, 162, 184
Hanf 15, 16
Hauswurz 20, 24
Henna 15
Herbstzeitlose 65
Hirtentäschelkraut 190, 192
Holunder 184
Hypericum perforatum 174
Ingwer 160
Isländisch Moos 162
Johanniskraut 14, 42, 174, 186, 190
Kamille 37, 42, 55, 159, 163, 175, 184, 185, 186, 188, 190, 192, 204
Kampfer 204
Kapuzinerkresse 42, 48, 50, 51, 52, 68
Kardamom 71
Katzenminze 52, 191
Kerbel 19, 42, 63, 78
Knoblauch 16, 19, 42, 52, 70, 79, 162, 175, 192
Kokosmilch 71
Koriander 42, 52, 54, 60, 80, 204
Kresse 42, 63, 69, 81
Kümmel 20, 42, 52, 53, 54, 60, 70, 82, 159, 176, 182
Lavendel 42, 48, 50, 52, 58, 159, 184, 193, 195, 196, 200, 204
Leinsamen 162, 187
Liebstöckel 29, 42, 51, 52, 82
Löffelkraut 42, 69
Lorbeer 17, 42, 70
Löwenzahn 42, 49, 65, 177, 185, 186, 187, 192
Majoran 17, 42, 52, 63, 70, 71, 83, 195, 196
Malve 162
Mandragora 11–13
Matricaria chamomilla 175
Meerrettich 42
Melissa officinalis 177
Melisse 44, 51, 84, 177, 186, 189, 204
Mentha x piperita 178
Minze 16, 19, 20, 52, 58, 63, 71, 193
Mistel 24
Mönchspfeffer 189
Muskat 70
Nelken 70, 71
Ocimum basilicum 172
Okra 71
Olive 15, 71
Orange 207, 211
Oregano 18
Paprika 44, 71, 162
Petersilie 40, 44, 63, 68, 70, 85
Pfeffer 70, 71, 160
Pfefferkraut 29
Pfefferminze 4, 52, 85, 159, 178, 185, 186, 187, 204
Pimpinelle 44, 51, 86
Portulak 44, 51
Primelwurzel 161
Quendel 44, 50, 56, 70, 86

Radicchio 54
Rhabarber 16
Ringelblume 19, 44, 49, 159, 179, 183, 184, 188, 192
Rose 29, 52, 204
Rosmarin 44, 48, 50, 51, 52, 53, 58, 70, 87, 183, 184, 204
Roter Fingerhut 38, 66, 161
Sadebaum 19
Safran 70
Salbei 16, 29, 44, 51, 52, 53, 68, 70, 88, 163, 180, 183, 185, 188
Salvia officinalis 180
Sauerampfer 44, 56, 63
Schafgarbe 36, 44, 180, 186, 187, 190
Schließgras 36
Schnittlauch 44, 51, 52, 70, 89
Schnittsellerie 44, 63
Schwarzkümmel 15–16, 19
Sellerie 29, 90
Senf 44, 52, 61, 162
Sonnentau 25
Spitzwegerich 28, 44, 185
Stiefmütterchen 187
Taraxacum officinale 177
Tausendgüldenkraut 19
Teufelskrallen 186
Thymian 15, 36, 44, 50, 51, 52, 53, 54, 58, 68, 70, 91, 190, 195, 196, 204
Tollkirsche 65
Tomate 52, 195
Tripmadam 44
Urtica dioica 173
Urtica urens 173
Valeriana officinalis 172
Veilchen 28, 44, 68
Vogelmiere 192
Wacholder 15, 182, 187
Waldmeister 44
Wegwarte 13–14, 54, 55
Weihrauch 15
Weinraute 46, 52, 91
Weißdorn 60, 182
Wermut 46, 52, 160
Ysop 46, 51, 52, 92
Zedernholz 193
Zimt 70, 71
Zitrone 204, 207
Zwiebel 15, 20, 46, 52, 70, 71, 93, 162, 186, 181, 185

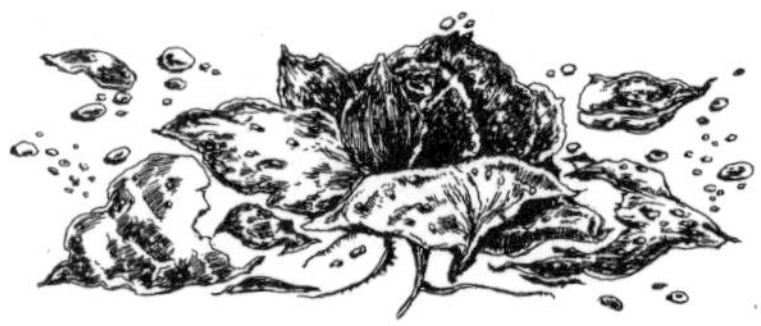

Verzeichnis aller Rezepte

Alkoholfreie Lady Mary 144
Anis-Apfelkompott mit Melisse 148
Apfel-Minz-Gelee 138
Apfel-Minz-Sorbet 147
Auberginen-Tomaten-Salat 94
Bandnudeln mit Basilikum, gebutterte 122
Bandnudeln mit Kräuter-Sahne-Spargel 123
Bärlauch-Bandnudeln 128
Basilikum-Mehlklößchen 106
Bayerische Creme mit kandierten Veilchen 146
Beschwipste Zwiebeln 110
Bohnensalat 114
Bratäpfel 149
Buntes Grillgemüse 130
Butterplätzchen mit Kräutern der Provence 151
Cajun-Gewürz I 136
Cajun-Gewürz II 136
Champignon-Lauch-Auflauf 124
Champignons, saure 110
Chateaubriand mit Sauce Béarnaise 118
Eichhörnchens Traum 112
Eingemachter Sellerie nach Großmutter-Art 109
Erdbeer-Buttermilch 142
Erdbeerkonfitüre mit Basilikum 139
Erdbeerrolle mit Melisse und Monarda 152
Fenchel-Auflauf mit Dill 126
Fenchelhuhn, gesottenes 31
Festbraten vom Schwein 32
Frisches Tomatenmark 138
Frittierter Salbei 97
Frittiertes Gemüse in Bierteig 133

Gebutterte Bandnudeln mit Basilikum 122
Geminzte orientalische Erbsensuppe 102
Gemüse, mediterranes 111
Gemüsebrühe 101
Gemüsepfanne, mediterrane 122
Gesottenes Fenchelhuhn 31
Grill-Gemüsespieße 125
Grundrezept für Pizzateig 154
Hackbraten mit Kräuter-Käse-Füllung 117
Heißer Apfelwein mit Minze 143
Heringe nach Inges Hausfrauenart 120
Hermanns Forelle im Salbeibett 120
Himbeertörtchen mit Melisse 151
Holzfällers Lagerfeuer 145
Hühnerbouillon 100
Hühnergeschnetzeltes mit Estragon 116
Karottensalat mit Pimpinelle und Dill 113
Kartoffelgratin Dauphinois mit Dost 129
Kartoffeln provenzalisch 130
Kartoffelsalat mit Gartenkräutern 114
Käsecroutons 107
Kerbelsuppe 102
Knoblauch in Öl 108
Knoblauch-Butter-Bohnen 133
Knoblauch-Sauerampfer-essig 135
Kräuter-Blumenkohl 126
Kräuterbuttermilch 143
Kräuter-Creme 139
Kräuter-Creme-Champignons 132
Kräuter-Cremesüppchen 105
Kräuter-Crossis 96
Kräuter-Eierstich 107
Kräuter-Essig 134
Kräuter-Flädle 106
Kräuterhexe 144
Kräuter-Kartoffelpuffer mit pikantem Quark 124
Kräuter-Ketschup 137
Kräuteromelette, mediterranes 127
Kräuterquarktaschen 157
Kräutersalz 137
Kräutertoasties mit Käsedip 96
Lachscremesuppe 104
Lammkeule mit Thymian-Knoblauch-Kruste 119
Lauchgemüse mit Austernpilzen 131
Linsensuppe, säuerliche 31
Magenbitter 140
Marokkanischer Tee 145
Mediterrane Gemüsepfanne 122
Mediterranes Gemüse 111
Mediterranes Kräuteromelette 127
Mini-Calzone 95
Minz-Bohnen mit Tomaten 132
Minze-Cocktail 143
Minz-Lebkuchen 150
Minz-Likör 140
Mittelalterliche Weißkohlsuppe 30
Obstsalat mit Melisse und Monarda 150
Pizza 154
Pizza-Röllchen 155
Pizzateig, Grundrezept 154
Pottage au Pistou 104
Rahmchampignons 131
Räucherlachs-Röllchen 99
Rinderbouillon 100
Rinderfilet mit Dost 118
Ringelblumen-Speise 148
Rosmarin-Öhrchen 156
Rosmarinöl, scharfes 134
Rote Rose aus dem Balkan 145
Rotweinessig mit Salbei 135
Salade Niçoise mit provencalischer Vinaigrette 115
Salbei, frittierter 97
Sauerampfer-Pfannkuchen mit Champignonfüllung 98
Säuerliche Linsensuppe 31
Saure Champignons 110
Scharfes Rosmarinöl 134
Schinken-Käseröllchen 156
Schweinefilet-Röllchen mit Kräuterfüllung 116
Seezungenröllchen mit Dill 121
Shortbread mit Minze 153
Steinpilzsuppe mit Zitronenmelisse 103
Susannes Apfel-Cocktail mit Maikraut 141
Teig für frische Eiernudeln 128
Tomaten mit Mozzarella 95
Tomaten-Cocktail 142
Tomatenmark, frisches 138
Tomatensaft, würziger 141
Tschechische Erbsen 32
Weißkohlsuppe, mittelalterliche 30
Wildkräutersalat 112
Würziger Tomatensaft 141
Zitronen-Minz-Jogurt 142
Zitronensoufflee 149

Allgemeines Verzeichnis

Abführmittel 16, 25
Abtreibung 23
Ägypter 10, 11, 15–16
Albertus Magnus 25
Alkaloide 159
Amara 160
Angst 174
Aphrodisiaka 11–13, 17, 18, 24
Appetitlosigkeit 160, 172, 177, 180, 181
Aristoteles 17
Aromabaum 211
Aromakranz oder -herz 212
Aroma-Peeling für fettige Haut 217
Aromatherapie 168–169
Ärzte 24–27
Ätherische Öle 159, 193–217
Avicenna 24
Bach, Edward 35
Bachblütentherapie 35, 38, 169–170
Bacon, Francis 33
Bader 26–27
Bauchschmerzen 166, 167
Bauerngarten 49
Bauhinius, Caspar 33
Benedikt von Nursia 19
Bibel 8, 11
Bienen 52
Bindehautentzündung 182
Blähungen 16, 25, 172, 174, 176, 177, 178, 182
Blasenbeschwerden 182
Blumenbeete 50–51
Blutdruck, zu hoher 182
Blutdruck, zu niedriger 183
Blutergüsse 183
Blutreinigung 162
Bock, Hieronymus 33
Brechreiz 178
Briefpapier, duftendes 213
Cajun-Küche 71
Capitulare de villis 19, 20
Cassiodor 19
Causae et curare 28
China 10, 16
Cholesterinsenkende Mittel 176
Dampfbäder 165
De materia medica 17
Depressive Verstimmungen 174
Deutsche Küche 70
Diokles 17, 18
Dioskorides, Pedanius 17, 19
Drogen 66
Duft-Badesalz 215
Duftkerze 212
Durchblutungsstörungen 183
Durchfall 161, 183
Einfrieren von Kräutern 63
Ekzeme 184
Entschlackung 173, 177
Entspannung 177
Entzündungshemmende Mittel 18, 162
Epilepsie 25
Erbrechen 178
Erdbeertopf 51
Erkältung 371, 65, 166, 175, 178, 181, 184
Ernte 52–58
Erschöpfung 160, 166, 184
Fieber 28
Flavanoide 161
Fleming, Alexander 15
Fliegen 195
Flohmittel 192–193
Frauen 8, 21, 22–24, 188–190
Friedrich II. 21
Fuchs, Leonhart 33
Galen 18, 19, 21
Galenus, Claudius 18, 19, 21
Gallenbeschwerden 173, 177, 185
Geburt 23
Gefäßerweiternde Mittel 176
Gerbstoffe 161, 165
Geschwüre 18
Gicht 173, 177
Giftpflanzen 58, 65–67
Glykoside 161
Griechen 10, 17
Hahnemann, Samuel 34, 35
Halsentzündung 185
Harntreibende Mittel 161
Harnwegsprobleme 173
Hausstaubmilben 199
Hautleiden 185
Hautunreinheiten 165
Heine, Heinrich 13
Herbarien 20
Herzkrankheiten 38, 66, 161, 172
Herz-Kreislauf-Beschwerden 176
Hexen 21, 22–23
Hildegard von Bingen 24, 25, 27–29, 36
Hippokrates 17, 19, 21
Hochbeet 47–48
Hochschulen 21
Homöopathie 34, 38, 169–170
Honig-Kräuter-Seife 214
Hortulus 25
Hühneraugen 190
Husten 25, 29, 159, 161, 168, 174, 185

Indische Küche 71
Inhalationsdampfbad 165
Inka 10
Insektenstiche 185
Italienische Küche 70
Johannes der Täufer 14
Karl der Große 19
Karlsgarten 19–20
Kieselsäure 161
Kleidermotten 190
Klöster 18–20, 21
Klostergarten 46–48
Kneipp 158
Kneipp, Sebastian 36
Konservierung 20, 58–64
Kopfschmerzen 178, 186
Kosmetik 214–217
Krampflösende Mittel 174, 179
Kräuterbeutel 167
Kräuterduftkissen 208–211
Kräutergarten 46–52
Kräuterhang 50
Kräuterkosmetik 214–217
Kräuteröle 167
Kräutersäckchen gegen Kleidermotten 190
Kräutersäckchen gegen Lebensmittelmotten 197
Kräutersäckchen 190, 193, 197, 198
Kräuter-Seifenreiniger für glatte Flächen 203
Kräuterspirale 49–50
Kräutertee 163–165
Kräuter-Teppichreiniger 202
Kreislaufbeschwerden 160
Kübelpflanzen 51
Künzle, Johannes 36
Lagerung von Kräutern 61–63, 64
Lavendel-Duft-Säckchen für den Wäscheschrank 200
Lebensmittelmotten 197
Leberleiden 173
Leistungsschwäche 176
Lepra 16
Linné, Carl von 33
Lungenleiden 25
Magenbeschwerden 16, 160, 162, 172, 186
Magen-Darm-Beschwerden 174, 175, 176, 178
Magen-Darm-Galle-Beschwerden 180
Magen-Darm-Krämpfe 178
Massagen 167
Menstruationsbeschwerden 23, 24, 174, 178, 180, 186, 189, 190
Milchbildung 189
Mineralien 162
Möbelpflege 202–203
Monatsfluss, starker 29
Mund, Entzündung 161, 162, 175, 180
Muskelschmerzen 166, 167
Muskelverspannungen 162
Nasennebenhöhlenentzündung 186
Naturalis historia 18
Naturvölker 8–9, 23
Nervosität 172
New Kreuterbuch 33
New Kreüterbuch 33
Ödeme 18
Ohrenschmerzen 186
Ölhaarkur für trockenes Haar 216
Papyrus Ebers 15
Paracelsus 26
Penicillin 15
Perser 11
Pest 24
Petersilien-Eis für schöne Augen 217
Pflanzenschleime 162
Pharmaindustrie 9, 37–38, 158, 170
Physica 28
Phytotherapie 37–39, 170–171
Plinius, Cajus 18
Potpourris 203–208
Prämenstruelles Syndrom 189
Presssaft 168
Rabatte 50–51
Rachen, Entzündung 161, 162, 175, 180
Rheuma 162, 173, 174, 177
Rheumatische Beschwerden 186
Ringelblume-Gesichtswasser für trockene Haut 216
Ringelblumensalbe 215
Römer 10, 16, 18
Salben 167
Saponine 161
Schädlinge 52, 194–199
Scharfstoffe 162
Schlaf-gut-Kissen 210
Schlafmittel 11, 18, 172, 187
Schmerzlinderung 174
Schorf 187
Schweißtreibende Mittel 161
Seife, selbst gemacht 201
Sertürner, Friedrich Wilhelm 33
Signaturenlehre 26
Sirup 168
Spanische Küche 70
Spannungskopfschmerzen 174
Sportverletzungen 167, 179
Spurenelemente 162

Stechmücken 196
Teezubereitung 163–165
Teilbäder 165–166
Thailändische Küche 71
Theophrast 11
Tiere 10, 36, 52, 191–193
Tinkturen 166
Trocknen von Kräutern 58–61
Übelkeit 178, 187
Umschläge 166
Unruhezustände 174
Verdauungsbeschwerden 160, 162, 172, 187
Verdauungssystem, Entzündung 175
Verhütungsmittel 23, 24
Verstopfung 172, 187
Villanova, Arnoldus de 25
Vitamine 162
Vollbäder 165–166
Völlegefühl 176, 177
Walafried Strabo 25
Wäschepflege 200–201
Wechseljahrebeschwerden 187, 189, 190
Wildkräuter 54–58, 158
Wundärzte 26–27
Wundheilung 166, 167, 174, 175, 179, 180, 181, 188
Würzen 68–71
Zahnfleischentzündung 180, 188
Zweistromland 15

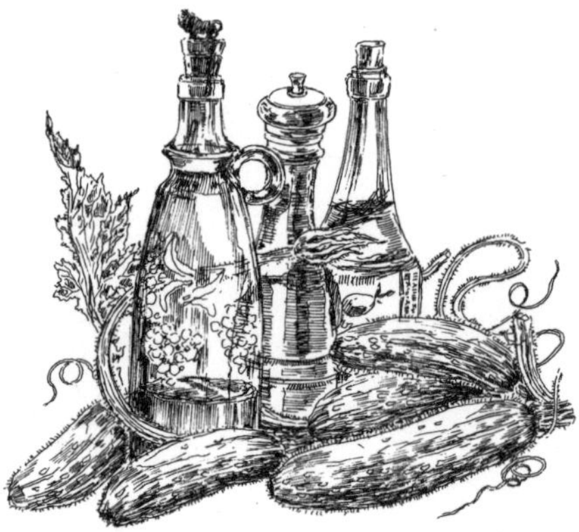

Verwendete Abkürzungen

g	Gramm
kg	Kilogramm
TL	Teelöffel
EL	Esslöffel
ml	Milliliter
l	Liter
cm	Zentimeter
Pck.	Päckchen
TK	Tiefkühlware